獻給所有為生活憂愁，為生命歡笑的女人。

—— 杜丞蕓

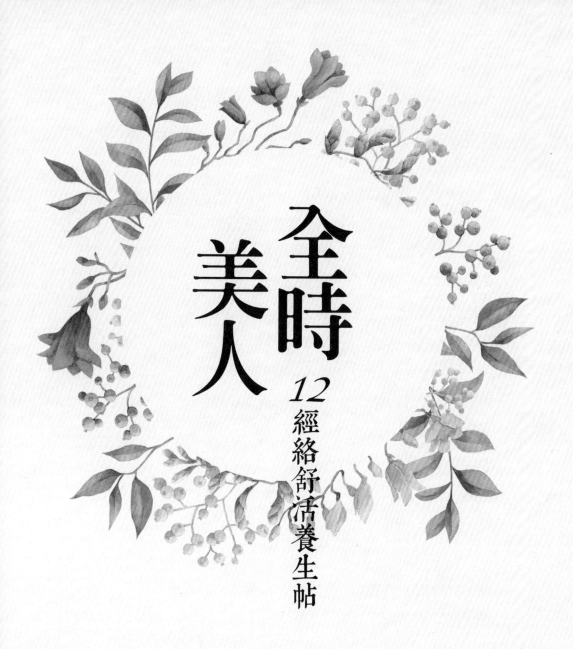

全時美人

12 經絡舒活養生帖

現代醫女
杜丞蕓 著

溫暖貼心的女人專屬養生書

有幸跟杜醫師結緣是在「健康有方」節目，感受到杜醫師能用非常簡明的話語，將複雜的中醫養生概念與實用方法傳授給觀眾，著實令人佩服。中醫養生是以人的整體為出發點，五臟六腑的氣血能平衡才可保持經絡通行順暢，進而達到通則不痛的治癒目的。

杜醫師以現代女性的性格所引發的情緒問題、生理問題，來剖析其導致的身體症狀，融合了中西醫的學說為立論基礎，實為令人讚嘆的做法。她以十二經絡對應身體的臟腑相呼應，書中將女生的性格清楚又細微的描述，讓讀者能清楚的分辨自己屬於苦情女、暖心女還是乖乖女等等，讀來頗值得玩味。

杜醫師在本書中傳授的經絡瑜伽操、穴位按摩和養生茶飲的調理，均以便利大家能依循書上的分析，找到適合自己的養生方法為原則，尤其值得大大推薦的是書中「醫女的叮嚀」這部份，彷如大長今再現一般，對養生需求者充滿著溫暖與貼心。

何其有幸能先拜讀此書，深深覺得《全時美人》是一本坊間不可多得的養生保健書籍，值得推薦給現代女性朋友們；更是值得推薦給深愛自己心愛女人的男性朋友們的好書，時值本書出版之際，特為文推薦。

胡宗明　醫師／博士

台北榮民總醫院玉里分院副院長、台灣自然保健發展協會理事長
中華音樂療法發展協會理事長、慈濟大學醫學科學研究所博士
美國自然醫學醫師／博士、精神科／老年精神科專科醫師
睡眠醫學專科醫師、針灸專科醫師
世界針灸協會聯合會中醫芳療師、佛光大學未來與樂活產業學系兼任助理教授
美國催眠治療師學會（AAH）催眠師

推薦序

頤養樂活，點綴女人一生的美麗與健康

欣聞，杜丞蕓醫師繼《女人專屬，最溫柔的節氣養生》暢銷之後，再度推出新書《全時美人》，特邀請我為她的新書寫序，誠感榮幸但又覺惶恐，深怕無法以最貼切的文字來形容我對她的讚賞和欽佩。

這些年來，我看到杜醫師活躍在美國華人社區，熱心在預防醫學、中醫養生學上的提倡與推廣，看到她自信、生動活潑的一遍又一遍地講演，教育大家自然的養生之道，全心全力的將其多年精心所學及臨床實踐成果，著作成書，無私分享寶貴的中醫養生精髓，提供大家適時養生保健的新觀念，「只謂心憂，不問何求」，這種關懷社會的奉獻情操，令我讚嘆！

杜醫師「博極醫源，精勤不倦」，蘭心蕙質，才華洋溢，涉獵領域非常廣泛，舉凡傳統中醫藥、印度阿育吠陀、瑜伽、藥膳、芳香草藥、心靈引導……都學有專精並應用於臨床實踐，不愧為現代女醫。

《全時美人》一書乃是依據古典中醫「子午流注」學說中，十二時辰與十二經絡相互對應的規律，根據這一定的規律，選擇適當的時間來調理相對應的臟腑，達到最自然的養生效果。

隨著社會進步，當代女性的生活節奏逐漸加快，工作與生活壓力隨之而來，情緒也產生很大的變化而引起內分泌的紊亂，以致容易患上難纏的婦科疾病，而且反覆發作，這就是中醫所稱的七情內傷，也許很多女性並不知道，情緒對女性來說，也是容易導致婦科問題的重要因素。

《全時美人》融合古醫學人體與時辰規律相對應的觀點，以及現代身心靈養生的概念，以最親近生命的柔軟自然方式來調理，達到「全人」的療癒，更讓我們醒悟「原來養生可以這麼簡單」。

這本書將重新妝扮女人，點綴女人一生的美麗與健康，從裡到外。

陳明賢　教授

洛杉磯仁愛、東國醫科大學教授
加州中醫大學聯合校友會 創會會長
加州中醫政治聯盟顧問

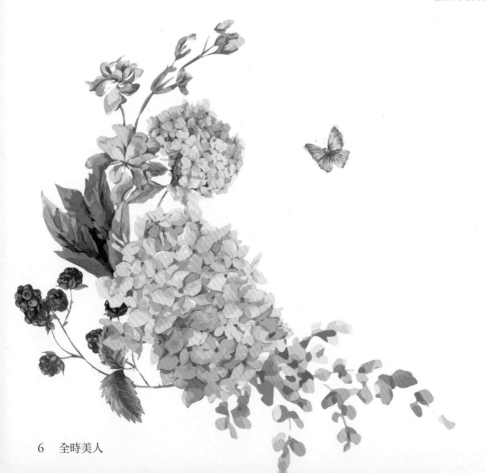

身心皆美，才是真幸福

　　二〇一三年，我的健康出現一些狀況，為了照顧自己，我開始學習中醫，很快就深深著迷。有一段時間，我的床邊讀物全是《傷寒論》、《金匱要略》、《思考中醫》、《經絡的奧祕》、《認識中草藥》等。我好像走進一座洋溢著傳統智慧的美麗花園，開心地發現處處充滿了閃閃發亮的療癒能量。

　　我很喜歡中醫對人體的看法：人體是一個生機盎然的小宇宙，除了看得見的肉身之外，還有一層看不見的能量流，透過經絡系統來串聯五臟六腑，運行氣血滋養全身。所有生命都寓居於天地之間，因此，人體小宇宙時時刻刻都跟浩瀚大宇宙的節律共感共振著。不論是一天裡的日升日落，或是一年裡的四季交替，我們只要跟隨大自然的節律，就可以讓身心舒適流暢。

　　這樣的養生觀點，充滿了哲學性和美感。

　　更讓我驚喜的是，十二經絡還跟情緒（中醫叫做「情志」）息息相關。當某一條經絡的能量堵塞，除了會引起臟腑的功能失調，導致身體不舒服，還會帶來某些負面情緒和行為，讓心理也不舒服。

　　譬如肺經相關的情緒是悲傷，失落感、放不下、驕傲、執著於過去；胃經相關的情緒是憂慮，容易擔心、懷疑、不信任、對未來懷抱恐懼；脾經受阻的情緒是容易膽怯，軟弱、不敢捍衛自己、缺乏安全感；心經的能量堵塞則容易壓抑，害怕受傷、不敢面對真實的感受，不敢坦率付出愛⋯⋯等等。

　　這十二條經絡所對應的情緒，幾乎涵蓋了現代人所面臨的各種情緒困擾。而

要改善這些情緒，方法也很簡單：只要疏通經絡，讓氣血能量恢復流暢，負面情緒也會逐漸釋放，讓身心變得乾淨清爽。

當然，真正嚴重的心病，還是要透過心理治療來面對和處理。但是對現代人來說，如果能夠在身心能量有點低落時，就趕快透過經絡來調理，恢復健康活力，絕對是最棒的預防醫學。

杜丞蕓醫師這本最新作品《全時美人》，正是站在這樣的角度，以輕鬆實用方式來介紹十二經絡的保養祕訣。這本書有幾個特色：

一、杜醫師很會說故事。她以十二位輕熟女的鮮明形象，來闡述十二經絡的作用，例如三焦經是傲嬌女、膀胱經是乖乖女、胃經是苦情女、腎經是恍神女、心包經是文青女……，加上生動的案例，讓中醫知識變得有趣易懂。

二、順著一天的十二時辰，從早晨到深夜，逐一介紹相對應的經絡。依照時辰來養生，可以事半功倍。

三、全書洋溢著溫柔體貼的能量。針對每一個經絡和情緒，搭配相應的穴位、瑜伽、花草茶，讓現代女性的養生之道，輕鬆又優雅。

所謂《全時美人》，追求的並不只是外表的美麗，而是更懂得珍惜自己、照顧自己，為自己的幸福而活，洋溢著自信與活力，自然散發出健康喜悅的光彩。祝福妳！

莊慧秋　作家

自序

美好的自我療癒

親愛的姐妹們，這是一本醫女掏心掏肺、肝腦塗地、捶心肝要獻給妳們的情緒養生書。

臉書告訴我，喜歡跟著醫女一起健康的朋友們，大都是三十到五十五歲的女人居多，三十歲以下佔少數。說我們都是上了年紀的女人嗎？想必我們的身體和心靈都不以為然吧！但是說女人們都要有點歲數了才會在意自己的身體，這倒是多多少少必須承認啊。

連續劇裡演的，都說初老是三十歲的事，但那根本是上個世紀的說法。古時候人壽不過四十九，三十歲肯定就是初老。但這年頭人生上百，五十歲更年期之後才算進入老的階段不是嗎？所以我們都多了五十年可活，加上退休也是六十五歲以後的事，那麼這歲月漫漫，我們要如何才能繼續穿著心愛的洋裝或牛仔褲，活潑可愛的好好把人生大戲演下去？

女人要演出「女人」的日子，不長不短，約有三分之一個世紀。依古代醫學權威《黃帝內經》所說的，十四歲以前沒有月經，四十九歲以後沒有月經，從十四歲到四十九歲，這三十五年做為女人的風華歲月，我們要怎麼顧好自己，然後華麗轉身成為快樂的老人？

我永遠難忘我的第一次月經初潮。當時感覺到經痛，覺得女生真倒霉，煩到不想去上課，連口袋裡鼓鼓的衛生棉被看到，都覺得羞赧得要死了。運動細胞不好的我，體育課老是被球打，同學無意撞到胸部簡直痛到要噴淚，穿胸罩又勒得更難受。大學時課業壓力大，經前症候群也來找我，月經前無端端地暗自哭泣，貧血頭暈沒有一件事省心。

女人此生所受的罪，醫女真的懂。因為要生育繁衍下一代，女人真的比較常為身體所苦，要處理的健康狀況也比較多。微小複雜的病雖多，也都還能請教專業，一一調養。但是因病痛引起的情緒問題，或者因情緒所產生的病痛，依醫女自身的體驗和多年的臨床觀察，還真的無處不在！有時候病好了，懼怕不安的情緒還在，越長越大，受情緒的束縛越多，簡直是無法回到從前。

佛經都說了，「若有女人，為女百惡之所逼惱，極生厭離」，「轉女成男」修成正道，是成佛的途徑之一。從佛經上理解的，就是說女身沉重，經、帶、胎、產，懷孕生養都辛勞，比較容易生出離心。佛經並不歧視女人，相反地，是說女人此生所受的罪，反而更能加深修行心。孔子也說了，「唯女子與小人難養也」，講的也是女人複雜多變的情緒。

所以我們的情緒，真的好需要我們自我的關愛！不可諱言地，在人來人往的門診裡所看到的，情緒平和的女人身體比較安康，就算生病也是很快就過去了。生病的女人多半情緒糾結，病情也就比較不容易好，纏綿較久。真的別讓壞情緒，壞了妳身體，女人真的要好好照顧自己！

讓我們一起來向古老的自然醫學做學習吧！印度的阿育吠陀醫學，是世界上

最早提出「身心一體」的醫學，在古老的醫書裡不斷地強調，健康的人，情緒較為平穩和樂，生病了的身體，有很多是因為情緒的壓抑，造成不平衡，引起生病，因為不良的情緒會產生毒素，破壞身體健康。所以阿育吠陀認為，如果不處理這些情緒毒素，只用針灸、草藥、按摩等療法，只治標不治本，會將情緒毒素推向身體更深處。

中國古老的醫學也認為，「內傷七情」是會致病的。不當的或長期的情緒積累，會落入臟腑，進而傷害臟腑的健康。而負面的情緒落入臟腑雖看不見摸不到，但展現在經絡或穴位上的阻塞，卻是人們可以自我察覺的。像是百會穴可以平心煩、安神，所以百會穴會脹痛的，多半有些煩心的事。內關穴可以治心悲、胸悶、虛煩，所以內關穴多按，可以調整憂傷的情緒。心理與身體真的不能一分為二啊。

臟腑所累積的負面情緒能量，該怎麼化解？除了按壓穴位以外，更可以從經絡瑜伽找到出路。在伸展肢體、按摩內臟的時候，都可以藉由氣的巡行和出口，釋放負面的情緒。所以透過經絡瑜伽、穴位按摩、走經絡的養生茶飲，都可以加強經絡好氣場和消弭壞能量。

我在看診的時候，常常會問求助之人，一天之中，什麼時間讓你覺得最累，或覺得沮喪？大多數人都能觀察得到，一天中總有一個時辰不太有精神，而那時間也真實地反映了身體上的弱點，這就是十二經絡「子午流注」最普遍的運用。最多的人可以察覺到，下午的五到七點最無力，那就代表著腎經巡行的時間，你的腎氣弱了。跟著時辰來養生，效果真的可以加乘。

醫女認為，「上醫治未病」，上醫就是運動和食療，優於針灸和中藥。病痛引起情緒，情緒難免傷身，那麼透過適當的經絡和適當的時辰，來消除生病的負能量吧！記得每天都給自己一點時間，啟動自體療癒模式，不要生氣！不要生病！妳的身體，甚至妳家人都會謝謝你喲。

醫女生養於寶島，骨子裡流的是台灣的血，雖然命盤裡驛馬星動，全年滿天飛，常常走跳歐美，幾乎逢人就被問，為何不用英文發表出書，想必更受歡迎，但是我出每一本書的念頭，就是想將所學所聞，獻給我讀中文的朋友，最親的同文同種姐妹們。當妳覺得寂寞覺得冷，就讓醫女的第一本書，《女人專屬，最溫柔的節氣養生》照顧妳一整年；更希望醫女的第二本書，《全時美人——十二經絡舒活養生帖》呵護妳日常美好的每一天！

[感謝]

讀書共和國集團小貓流出版社的厚愛，讓我可以一直寫下去。

總編輯小貓瞿欣怡很認真地泡腳和喝我的配方。

編輯小鹿王祿容很認命地做我的經絡瑜伽。

Javick 工作室的仙女美編很厲害，讓我的古老養生術變得有現代感又美麗。

插畫阿邦為了畫圖，經絡已經快被凹壞了，希望穴位按摩可以幫到你。

老公我愛你。

「台北女人不會老」的三位女生，我愛妳們陪我度過的美麗開會夜晚，要記得我們的夢想和初衷。

感謝媒體力挺讓我上節目愛大家，更感謝推薦的名人們：方念華主播、鄭凱云主播、楊月娥主持人、名模林嘉綺、名模演員蔡淑臻、胡宗明醫師、陳明賢醫師、律師娘、我的偶像莊慧秋，謝謝你們！

感謝洛杉磯 Ammi Hsu 老師幫我梳妝打扮拍了美美的大頭照。

特別感謝：台灣人，我最愛的台灣女人們。

本書中的經絡瑜伽及花草茶飲，都是我多年在美行醫的臨床經驗，不一定適用於全世界所有人，如妳有具體的疾病或疑問，請記得諮詢妳的中醫師或家庭醫師，切勿自行診斷就使用喔。

Facebook & YouTube：現代醫女杜丞蕓

杜丞蕓
1-15-2018 於台北

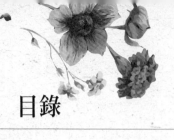

目錄

導讀
現代醫女淺談「子午流注」　　　016

大器女　凌晨 03 時 - 上午 05 時／寅時／手太陰肺經　　　026
大器捨身顧全局，第一經絡除廢氣
愛自己別扛責任，護肺經才能長久

潔癖女　上午 05-07 時／卯時／手陽明大腸經　　　038
多愁善感大腸經，嗯嗯不順好無奈
排毒時光始於晨，噗咚落下好開心

苦情女　上午 07-09 時／辰時／足陽明胃經　　　050
早餐無力好厭世，午餐超忙又跳過
萬事皆有我來扛，滿腹委屈誰人知

暖心女　上午 09-11 時／巳時／足太陰脾經　　　062
為愛付出終有悔，一句感謝求不得
情緒勒索傷感情，脾氣養好才自在

火焰女　上午 11 時 - 下午 01 時／午時／手少陰心經　　　074
一肚子火是真的，氣極攻心變火龍
調理心經治火病，微笑拈花怒消散

【導讀】

現代醫女淺談「子午流注」

中醫博大精深，卻又親近人身，且讓現代醫女為您穿越時空進行翻譯，相信各位必能受用無窮！

這本書的幾個核心理念如下：

一、談中醫臟腑理論

在中醫的十二內臟中，內有五臟六腑，各司其職，治理著我們的人體。

《黃帝內經》〈素問・靈蘭秘典〉

「黃帝問曰：願聞十二藏之相使，貴賤何如。歧伯對曰：悉乎哉問也，請遂言之。」

「心者，君主之官也，神明出焉。」等於「總統」。

「肺者，相傳之官，治節出焉。」等於「行政院院長」。

「肝者，將軍之官，謀慮出焉。」等於「三軍總長」。

「膽者，中正之官，決斷出焉。」等於「法官」。

「膻中（心包）者，臣使之官，喜樂出焉。」等於「文化部長」。

「脾胃者，倉廩之官，五味出焉。」等於「內政部長」。

「大腸者，傳道之官，變化出焉。」等於「教育部長」。

「小腸者，受盛之官，化物出焉。」等於「環保署長」。

「腎者，作強之官，伎巧出焉。」等於「能源局長」。

「三焦者，決瀆之官，水道出焉。」等於「交通部長」。

「膀胱者，州都之官，津液藏焉，氣化則能出矣。」等於「水利工程局長」。

凡此十二官者，不得相失也。故主明則下安，以此養生則壽、歿世不殆，以為天下則大昌。主不明則十二官危，使道閉塞而不通、形乃大傷，以此養生則殃，以為天下者，其宗大危，戒之戒之。

大意就是說一個國家的行政系統如果癱瘓了，國家就亂了；身體的五臟六腑如果不順暢，人就病了。一定要小心保養啊！

二、談臟腑十二經絡與子午流注

《黃帝內經》給十二臟腑都配上了各自的經絡，而十二經絡是運行氣血、聯繫臟腑內外、溝通上下和全身各部的通道，是人體功能的調控系統。根據臟腑的陰陽以及巡行的位置，各有著華麗的全名，如「手太陰肺經」、「手陽明大腸經」、「足陽明胃經」、「足太陰脾經」、「手少陰心經」、「手太陽小腸經」、「足太陽膀胱經」、「足少陰腎經」、「手厥陰心包經」、「手少陽三焦經」、「足少陽膽經」、「足厥陰肝經」。

在《黃帝內經》的基礎上，《針灸大全》的「子午流注」理論，又將一天的十二個時辰，對應於十二條經絡。一天的十二時辰為子、丑、寅、卯、辰、巳、午、未、申、酉、戌、亥，對應於人體的十二經絡為膽、肝、肺、大腸、胃、脾、心、小腸、膀胱、腎、心包、三焦。每個時辰都由一條經絡值班，該經絡在值班時，氣血運行最旺盛。而十二條經絡前後相接，從第一走到第十二條，剛好經歷一天二十四小時，如此再週而復始，生生不息，循環不已。

由於每個時辰裡都有一條經絡當令，所以中醫的針灸治療就利用了這個原理，在子午流注不同的時辰採用適宜的針灸法，就是要在該經當旺時加把勁使其通暢。而我們如果可以在該時辰裡做有利於該經的事，也能保佑妳身體無恙。

三、談情緒與臟腑經絡

「內傷七情」作為一個醫學名詞，也是早就出現在《黃帝內經》裡。七種情志活動，指的是喜、怒、憂 、思、悲、恐、驚。情志與臟腑有密切關係，情志活動是以臟腑精氣作為物質基礎，而外界刺激作用於相應的內臟，才會表現出特定的情志變化。所以說「七情分屬於五臟」。《黃帝內經》〈素問・陰陽應象大論〉：「心在志為喜，肝在志為怒，脾在志為思，肺在志為憂，腎在志為恐」，總結為「人有五臟生五氣，以生喜怒悲憂恐」。

中醫認為情緒失調直接損害內臟，故稱「內傷七情」。七情是對於外界客觀事物的不同反應，在正常的情況下，並不會致病。但突然的、強烈的，或長

期存在的情緒刺激，超出了人體正常的承受範圍，造成心理與身體的功能混亂，才會導致疾病的產生。西方醫學現今也開始承認，精神因素對於身心的影響至鉅，並且會對身體產生傷害，而這些身心交互作用的臨床知識，是中醫早早就具有的基本醫學概念。過度的情緒以及精神刺激，引起內在的陰陽失調，造成氣血在經絡裡淤滯不通，進而臟腑功能失調，造成疾病。一旦生病了，情緒又會更難控制，仰賴藥物治療的效果畢竟有限，無怪乎人稱心理壓力及憂鬱等精神疾病，是二十一世紀的黑死病。

情緒不僅會內傷，還會傷身。情緒的過度內化或長期累積，不僅會影響心理健康，更會造成身體和內臟的病變。反之，情緒的化解，也可以改善陰陽平衡、通暢經絡、讓臟腑更開心。中醫真的不只醫身心、醫病，還要預防疾病，醫於未病。

四、談「不治已病治未病」的情緒養生

五臟六腑有情緒累積而成的疾病，該怎麼治？就從臟腑的十二經絡去調整。可以用針灸、可以用藥，但最上乘的方式，則是利用經絡運動的原理來做身心健康管理，也就是《黃帝內經》所主張的「不治已病治未病」，來達到養生、益壽、延年的目的。

更進一步地，若人的日常作息能配合經絡流注的時辰，就能過著天人合一的生活，順應天地，則心情會更平和、身體會更健康。透過經絡的

子午流注理論，瞭解每天的各個時辰，該做什麼最好，以及各經絡不通暢時會有什麼症狀，各有何不同，進行讓人體氣機通暢、氣血調和，臟腑功能活動旺盛的經絡運動、體操、瑜伽，可以保持身心健康，「形勞而不倦」，適當的勞動身體而不疲累，就是最好的解除情緒、養生防病之法。

讓我們從「天下第一經」肺經開始吧！

寅時（03-05 時）
當令經絡為手太陰肺經

太陽即將升起，大地從此刻轉化由陰入陽，人體也進入肺經的工作時間。

寅時若能好好休息，則可以保護肺臟，氣喘、肺系疾病、皮膚過敏等症狀也會轉安。

由於肝臟已將新鮮的血液輸送到肺，等待肺氣將其敷布全身，此時肺經需要大量呼吸氧氣。睡眠飽滿後的早晨運動，有助於肺經運作。

卯時（05-07 時）
當令經絡為手陽明大腸經

卯時是大腸經氣血流注的時刻，如果能於此時正常排便，對身體很有幫助。

大腸運送排泄廢物，如果飲食失調、誤食不淨食物，都會引起大腸疾病。如

果大腸經有問題，則易出現口唇疗瘡、腹脹絞痛、便秘、腹瀉等症。

排便前若能先飲水，可以助腸胃蠕動順暢，排毒順利，人體自然精神爽。

辰時（07-09 時）
當令經絡為足陽明胃經

辰時氣血流注胃經，此時吃進的食物最易被消化吸收、代謝利用，提供一天熱量所需 。

胃是消化食物轉化成全身營養的中間站，飲食不節制，或是不規律的節食，都會出現胃痛、胃酸反胃、消化不良等症狀。

辰時享用一頓營養的早餐，對氣血虛弱者的恢復尤為重要。

巳時（09-11 時）
當令經絡為足太陰脾經

巳時是脾經氣血最旺的時候。脾主統血，脾除了是消化器官之外，脾經更是人體血液的統領。 任何的治療或養生，都一定要以脾胃為第一關，才會顯效。 如果脾虛就會出現食慾不佳、四肢倦怠、貧血頭暈、面色萎黃、腹脹多氣等症狀。

脾主肌肉四肢，久坐辦公室的人，宜多伸展手腳，鍛鍊肌肉。

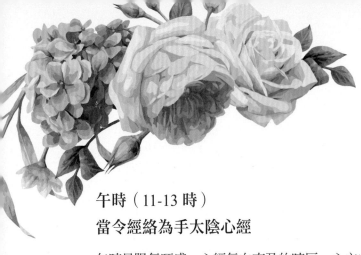

午時（11-13 時）
當令經絡為手太陰心經

午時是陽氣旺盛，心經氣血充盈的時辰。心主血脈和神志，如果血脈運行不順，會引起急躁失眠、口唇上火、心律不整、神志錯亂等心經的疾病。

半夜的子時要睡好覺，中午的午時則可以小憩一下，養精蓄銳。

未時（13-15 時）
當令經絡為手太陽小腸經

未時是氣血流至小腸經的時辰，小腸具有吸收營養、分清別濁的功能。

如果飲食習慣不好，該進食時無法進食，就會損傷小腸之氣。小腸虛弱時容易出現心煩口渴、營養無法吸收、體重減輕、食慾不振等症狀。

午餐要在下午一點以前吃完，才能讓小腸經展現最佳狀態，好好地運用營養物質。

申時（15-17 時）
當令經絡為足太陽膀胱經

申時氣血流注於膀胱經。膀胱是泌尿器官，能儲存和排泄尿液。

膀胱虛弱時容易出現小便不順、尿頻、尿失禁等泌尿系統症狀。膀胱經不順的人容易怕冷、感冒，身子虛。

下午此時記得多曬太陽，多喝水。膀胱虛弱的人，記得在此時多吸取溫暖的元素，不要憋尿。

酉時（17-19 時）
當令經絡為足少陰腎經

腎臟氣血運行的時辰是酉時。腎經管先天之精，負責掌管生命基礎的陰陽能量，和其他臟腑都密切相關。

如果腎弱，會出現四肢冰冷、精神萎靡、腰膝痠軟、頭暈耳鳴、失眠健忘等相關症狀。

腎氣弱的人，酉時容易哈欠連連，顯得疲累。此時宜按摩腎經及服用中藥，效果顯著。

戌時（19-21 時）
當令經絡為手厥陰心包經

戌時是心包經氣血充沛的時刻。心包主要在保護心臟，保存精力，主導喜樂的心情。

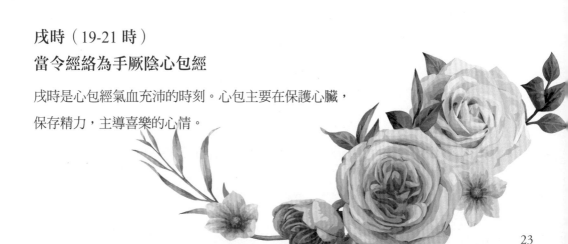

心包經若強壯可以清除心臟的邪氣，若掌心發熱、胸口悶、心悸不安、心情不佳，則要多敲敲心包經，化淤解鬱。

戌時就要開始安靜下來，培養夜晚的情緒。不要劇烈運動，舒緩的拉筋或伸展運動都很合宜。

亥時（21-23 時）
當令經絡為手少陽三焦經

三焦經最旺盛的時刻就是亥時。

人體諸氣皆通過三焦而輸佈到各臟腑，三焦如果出現障礙時，就容易出現聽覺模糊、眼睛疼痛、肩臂手肘疼痛、情緒起伏等症狀。

亥時要平心靜氣，準備上床休息，三焦通道放鬆通暢，則有利於身體經絡氣血津液的流動。

子時（23-01 時）
當令經絡為足少陽膽經

一天陰氣最盛的時辰，氣血進入膽經，身體進入休養及修復模式。

膽的生理功能是內臟膽汁，幫助食物的消化代謝，膽經的盛衰對於事情的判斷能力、臨場應變，有重大的影響。如果膽經出問題，就容易出現烏髮早白、

耳鳴不聰、皮膚粗糙、不安多夢、膽怯易驚、神智茫然等問題。

在子時前入睡，才能有最充足的睡眠，晨起才能頭腦清晰，氣色紅潤。

丑時（01-03 時）
當令經絡為足厥陰肝經

丑時是肝臟修復的最佳時段。

肝臟能儲存和調節全身的血液，疏導臟腑氣機，使氣血調和，對眼睛健康也有很大的關係。肝經不順就會有脅肋不舒、噯氣吞酸、精神緊張、色素肝斑等症狀，以及憂鬱、易怒等精神問題。

「臥則血歸於肝」，所以丑時熟睡者，血液才好回歸於肝，肝才能進行身體排毒的工作，面色自然不會枯黃灰暗。

親愛的妳，準備好了嗎？讓我們來談談全時美人的情緒養生吧！

醫女的叮嚀

有責任感，或者說放不下的大器女，存在於我們每一個女人之間。當媽的、當老大的、當獨生女的，家裡較有錢的那一個，或是家中較有擔當的那一位，都有可能是大器女。

大器女因為心胸寬、氣度大，有著盡心負責的美德，就好比人體中的肺，盡責地成為人體第一個主要器官。每一個呼吸、每一口氣，都要有肺把關、過濾、清除雜質，保留氧氣，最後才供人體使用。所以大器女也是如此，她成為家庭的重要守衛，最佳守門員。

大器女的個性對家人來說很好用，但對自己的情緒來說，實在太憋屈。所以大器女要顧好自己的肺和乳房，於內於外都要養得白白胖胖的，才對得起自己的身體和心胸。沒有鬱悶和結塊的肺和乳房，是最寬敞的胸膛！胸膛寬，氣度大，連臉上的氣色都會是潔白閃亮的喔。讓醫女發出肺腑之言，不要為別人用盡洪荒之力啊，保留一點給自己吧。

肺的責任重大，肺經又是第一經絡，我不得不一直叮嚀，各位美女們，先照顧好妳的肺，再去拯救妳的父母、孩子、手足、同事，或路人，如果連自己都顧不好，又怎麼有力氣愛身邊的人呢？

大器女

大器捨身顧全局，第一經絡除廢氣
愛自己別扛責任，護肺經才能長久

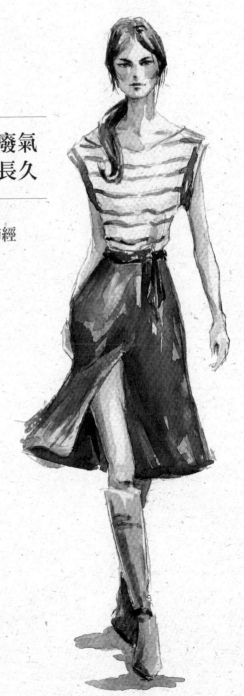

凌晨 03 時 - 上午 05 時／寅時／手太陰肺經

肺者。相傳之官。治節出焉。

諸氣憤鬱，皆屬於肺。

在身體就是鼻、喉嚨、氣管、肺與乳房

外表

臉色較白、髮色較淡，講話不疾不徐的女子

個性

有責任感，做事標準高

力求完美，重視家人

寅時，天快亮的清晨，太陽準備照耀大地之前，這是一日當中，陽氣的開始，也是一天當中相當重要的時刻。在中醫的「子午流注」中，由「手太陰肺經」（簡稱「肺經」）打頭陣。

肺經走在手上，從前胸的中府穴開始，走肩頭、上臂、前臂，直到大拇指少商穴，因為經絡走在內側，屬身體的陰面，所以稱為手太陰肺經（見第三十六頁）。每天凌晨三到五點，當美女們還在將醒未醒的寅時，肺經已經開始在默默地準備上工，等待人體的甦醒。

在中醫的八脈十二經裡，肺經是天下第一經，為十二經絡的起點，為何？因為人命在呼吸之間，一口氣不來，肺無法工作，人命就 GG 了，說肺經為天下第一經，實至名歸！

肺就像家裡的老大，責任一肩扛，上有高堂（心、腦），下有妻女（胃、大腸）。肺經照顧家庭裡面的所有成員，不管遇到好事壞事，第一個站出來的就是它！連我們呼吸的那一口氣，也得它先過濾處理。就因為肺老大持家有方，二十四小時都在操勞，因此常常在生命中第一個現衰老相的器官也是肺。

當人老了，第一個開始呈現疲態的就是肺，氣管老是癢癢，咳個不停。另外，有歲的人都起得早，通常天未亮不到五點，他們都已經梳洗完畢了，這就是肺經叫他們起床尿尿，然後起床運動，讓老人家出去呼吸新鮮空氣。而年紀不老，肺經卻先衰老的人呢？很多肺經虛弱的女老大，也會在凌晨三到五時漸漸甦醒過來，縱然想再多睡一會兒，也只有眼睛閉著，腦子卻清醒得很，開始思考新的一天。

這些很會操練肺經的女老大，我稱她們為大器女。她們做事很大器，責任心極強，標準高，求完美，不管公事私事，事情交給她做就對了。大器女不僅面面俱到，人情事理兼顧，也常常習慣性地把別人的爛攤子都給收拾了。因為如此豪氣的個性，肺經大器女容易氣喘，或者有肺部及氣管的問題，皮膚屬白，胸部屬大，但弱點也在肺系、皮膚以及乳房系疾病。

肺經好嬌貴，發嗲耍賴要安撫

女作家阿葵發奮工作起來沒完沒了，非得要到凌晨三、四點才肯收工。她說自己是文思泉湧，沒寫到一個段落不肯罷休，我說是她粗線條，老是不懂肺經小小的撒嬌，平常肺經幾聲小咳嗽，她都不理會，非要等到動怒，身體出了大問題，她才肯乖乖照顧身體。

阿葵是文字工作者，所以整天與電腦為伍，除了溜狗以外足不出戶。中等身材的她，看起來溫和有禮，說話笑咪咪，是個十足的文藝女青年。她皮膚白，髮色不深，甚至因為用腦過度已經有了不少的白頭髮，整個人看起來就是淡淡的，很低調。你若說她是因為不愛外出才會膚色顯白，但很抱歉，她的白卻不是白嫩的白。她的臉色看起來蒼白且疲倦，兩頰有些許的雀斑，且皮膚顯得粗糙乾燥。

阿葵雖單身在外，和家人的關係卻依然很緊密。她不是老大，但因為唯一的哥哥出國留學以後就定居異鄉，所以家裡兩老有事都是找她商量，包括父親生病、家裡的貸款告急、弟妹的學費籌不出，還有弟妹的婚禮花費、弟妹生

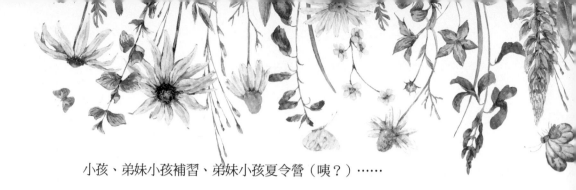

小孩、弟妹小孩補習、弟妹小孩夏令營（咦？）……

阿葵是靠算字數拿稿酬的，並沒有賺很多，但因為理財有方，所以還是買了房子，小有積蓄。爸媽無人近身可依靠，又不想叨擾在國外賺錢養家的大兒子，覺得這個老二都單身有空，還滿能變出錢來，所以需要體力活或貢獻存摺的時候，一定都要她回家幫忙。

接近四十歲的時候，任勞任怨的阿葵開始覺得自己體力不如前，且許久沒有發作的胸口悶及喘不過氣的狀況好像又回來了，去醫院檢查時，才發現需要進一步的切片檢查，最後確診為肺部有腫瘤，手術加化療將近一年才結束。這一切的一切，阿葵都沒有讓年邁的父母知道。

開始化療後到現在已兩三年，阿葵很幸運地，病情穩定下來了，但是身體仍不斷有小毛病在抗議著：晚上沒有辦法好好睡，非得要到了凌晨三、四點才上床睡覺。皮膚顯得乾裂，膚色灰白，只要沒有睡飽，下眼袋就非常明顯。體力也大不如從前，走快一點就會喘，上下樓梯更是明顯。

「肺為嬌臟，喜潤而惡燥」，皮膚乾燥，就是肺不舒服在抗議了，不是愛美的面子問題而已。晚上無法睡，是屬於肺陰虛，要到凌晨三、四點才能睡，就是因為肺經當令的時刻到了，肺經發出聲音想辦法命令阿葵上床休息。因為休息不足，皮膚更顯得蒼老且乾燥，就是陰虛肺燥了。肺平日耍耍小脾氣還好哄，如果要搞到翻臉，那可得花上幾年時間來調理，所以，千萬別忽略肺的「撒嬌」啊。

哺乳新手媽，肺經疏理乳通暢

最頻繁崩潰的人種不是女人，不是小孩，而是新生兒的媽媽。讓她生不如死的，不是擠出一個嬰兒有多痛，也不是帶一個哭鬧的娃娃有多苦，而是哺乳。

數不清的新手媽媽跟我說，漲奶的痛苦，說是比生孩子還要痛都不誇張！第一天進奶，小孩不吃；第二天漲奶，小孩不喝；第三天擠奶，乳房已經爆炸到讓媽媽崩潰痛哭。

且讓我們試著想像，兩邊的乳房有數百條神經被同時通電，脹痛、刺痛、竄痛，這時還來兩個緊箍咒，把左右乳房綁得死緊不放。這樣的暴脹劇痛，胸部皮膚光是輕碰就痛，更不用提小孩喝奶可不是輕舔，而是咬啊！小孩乖乖喝完，讓媽媽不漲奶也就算了，偏偏小孩邊吃邊咬邊玩，乳房裡漲得無處可洩的奶，變成無數個大大小小的石頭，撞來撞去……，講到這裡，連我都痛了起來！

就算是這樣，帶著無敵的母愛，新手媽媽還是堅持餵母奶。Angela 也是如此，她從小女孩時就是獨生女，超級受寵，當了媽媽後，也想給 baby 最好的，所以堅持含淚餵母奶。但她餵奶的過程真的很不順利，即使漲奶漲到快炸裂，奶汁還是不夠 baby 吃飽，用擠奶器拼命擠，乳頭都已經出血將乳汁染成粉紅色了，還是不行，寶貴的母乳也只能丟棄。第一週的三十西西是這麼的可望而不可及，身心緊繃ㄍㄧㄥ到極點。

經過通乳針灸、補乳藥膳的一週後，Angela總算順利追奶到六十西西以上，新手媽媽卻扁了。扁的不是胸部，而是人都乏力了，變得好愛哭，是水龍頭打開就關不掉的那種哭。每兩小時一次的餵奶，餵奶前要按摩胸部，餵奶後還要清潔乳頭，幫寶寶拍嗝換尿布，沒多久又要餵了……簡直就是沒完沒了。之前沒奶的時候想哭，現在是餵完奶一陣虛脫更是直接哭出來。老公以為是產後憂鬱症，其實是身心俱疲崩潰中。

乳房和肺的地理位置至為緊密，「肺主宣發肅降」、「諸氣憤郁，皆屬於肺」。新媽抒發情緒很重要，忍著不哭，常常就只剩抓狂一條路。當媽了以後只有一條路，且是一條不歸路，就是扛著孩子，頂著全家，像個盡職的老大一樣，一直無怨無悔地走下去。如果那一口鬱悶之氣不宣洩出來，很容易悶住肺部，堵住乳房，成為一塊一塊的鬱結在胸部。

無論是假老大的大器女阿葵，或是被迫大器的新媽Angela，都需要疏通肺經，才不會有肺部的腫瘤，或是乳房的結節。其實不管已婚未婚，一個大器女想要母性充滿的照顧大家，都要注意胸部有沒有一點鬱悶。多按摩胸口的穴位像是任脈的膻中穴，注意自己有無胸悶、氣喘或長期咳嗽不癒的問題以外，乳房、乳腺、胸部淋巴等出現不通或痛點時，也要記得特別照顧肺經。

肺經瑜伽

肺經起於中府穴，止於少商穴。肺本身是柔軟的，左有二葉、右有三葉，每一個肺葉就像朵白雲一樣，純白潔淨，不愛污濁，喜歡滋潤而不乾燥。就像我們的乳房，柔軟時最舒服，沒有結節時最健康。所以肺經瑜伽需要化指柔。大器女除了讓自己在凌晨三到五點仍能好好地熟睡以外，早上五至七時起床後，再到空氣清靜的地方做肺經瑜伽。

千手千眼

一、將雙手掌合於胸前。

二、將拇指和食指捻起，四指相接，好像兩個眼睛。

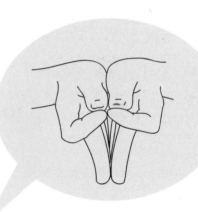

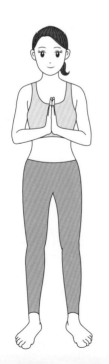

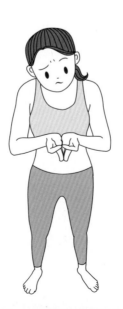

三、兩手伸直，吐氣的時候將雙手往正前方推到最遠，手肘伸直，吸氣的時候再將雙手收回胸前。

四、下一個呼氣時將雙手高舉過頭，吸氣的時候再將雙手向下移到腹部處。

五、以同樣的方式，向身體極左及極右延伸雙手。最後在胸前做無限（∞）的旋轉。

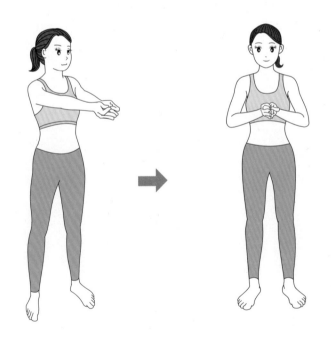

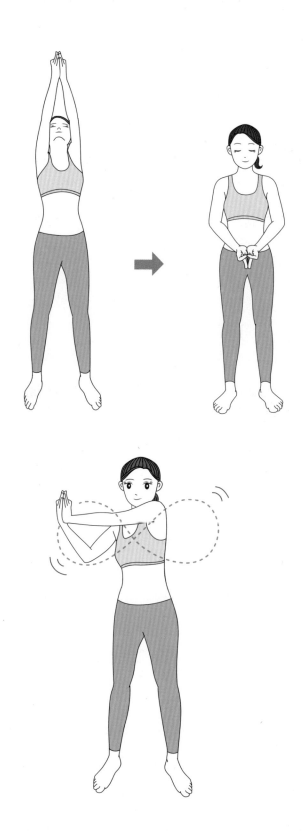

肺經穴位按摩

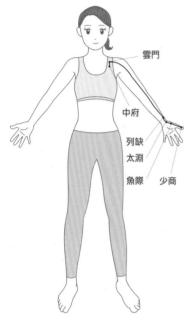

肺經走在手上，從前胸的中府穴開始，走肩頭、上臂、前臂，直到大拇指少商穴。

圖標：雲門、中府、列缺、太淵、魚際、少商

肺氣虛按雲門

老是覺得胸前涼涼的？不敢穿無袖？或是副乳很明顯？那是肺氣虛。可以按雲門穴。雲門穴在鎖骨下部之外端，也就是胸大肌之上緣與鎖骨的凹陷之處。找到鎖骨下方，向肩頭的方向摸到底有一凹陷處即是。

吸不上氣按太淵

肺經的原穴，補氣的效果很好。大器女覺得責任沈重，吸不上氣時，可以按摩此穴。太淵穴在腕橫紋上，橈動脈博動處，也就是我們中醫把脈的地方。

微微低燒按魚際

氣喘的小朋友可以按此穴定喘，大人也是。對於肺陰虛，晚上有點輕微低燒的中年女，更可以揉此穴散熱喔！魚際位於第一掌骨中點橈側，赤白肉際處。也就是大拇指根部胖胖的地方，取外側的中間點。

久咳不癒按列缺

經常病後咳嗽不癒，呼吸不順，呼吸沉重，凌晨醒來不

易入睡，「列缺任脈行肺系」，列缺是肺經和任脈的交會穴，可以揉此八脈交會穴，一兼二顧。列缺位於腕部橈骨莖突後骨縫間。當你大拇指豎起時，可以在手腕看到的凹陷處即是。

❯❯❯ 肺經茶飲 ❮❮❮

潔淨的肺，在「木火土金水」五行裡屬金，在「青赤黃白黑」五色裡屬白，需要的是乾淨、潔白、柔軟的食療，如百合、蓮子、銀耳、山藥、燕窩等。

蓮子百合飲

蓮子和百合都有養心潤肺、清心肺的效果，兩樣東西一同入水，大火煮滾轉小火，煮到食材都軟後，加點冰糖即很好喝，若加銀耳煮成甜點也很棒的。

曇花茶

大器女家中若有白曇花，曇花謝後，將鮮嫩的花瓣取下做成茶飲，有滋潤肺部、寬胸理氣的好療效。也有人將花瓣曬乾燥後儲存，日後沏茶享用。

醫女的叮嚀

做大腸鏡檢查的醫師曾經跟我說，許多腸道有問題的人，不是大魚大肉，就是大菜特菜。啊？什麼意思？妳一定會覺得不解。這其實是很多對於「健康的飲食習慣」產生迷思的人會犯的錯，也就是「過猶不及」的典型案例。

健康意識及養生風潮抬頭，人們一聽到什麼對健康好，就拚了命地翻轉自己的飲食習慣，有時「矯枉過正」，造成自己身體的負擔過重。例如，多吃富含纖維的蔬菜絕對是好的，結果大吃特吃，只吃蔬菜，其他主食、蛋白質一律不吃，甚至隔三差五只吃大量生蔬來清腸排毒，以為腸道的宿便肯定會順利排出，會更健康。怎知腸科醫師快翻臉的說，這種過量的粗纖維，反而造成大腸的負擔，很多宿便根本就是蔬菜纖維本人啊！沒有順暢的大腸蠕動或適當的飲水，攝入過多的纖維，殘留在大腸也是會阻塞的。

因此，雖然媽媽們都常叮念，多吃蔬菜最健康了，但是也別只吃蔬菜啊！畢竟人類是雜食動物，五穀雜糧，雞鴨魚肉，奶蛋蔬菜水果，均衡的飲食最健康！想要排毒？與其不斷地使用健康食品、纖維粉、或使用奇怪的飲食法減肥或排毒，不如飲食均衡、活動臟腑，保持腸道輕盈無負擔，才是真正的體內環保！

潔癖女

多愁善感大腸經，嗯嗯不順好無奈
排毒時光始於晨，噗咚落下好開心

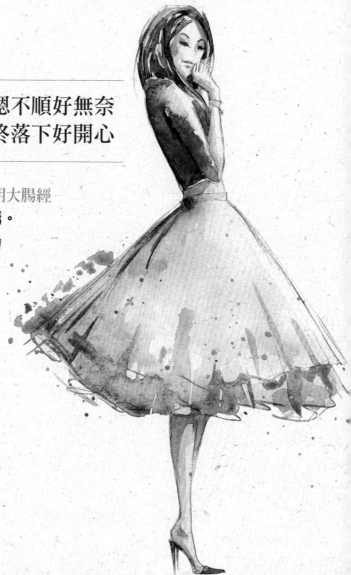

上午 05-07 時／卯時／手陽明大腸經

大腸者。傳道之官。變化出焉。

在身體就是腸胃、排泄系統、肌膚
油水平衡與痘痘

外表

皮膚白皙，身體纖細的女子

個性

敏感細膩，多才多藝
在意事物的純淨，精神潔癖

每天早上的五到七點是「卯時」，根據子午流注的時辰經絡理論，人體氣血在卯時會進入「手陽明大腸經」（簡稱「大腸經」），巡行在這條「特潔癖」的經絡裡，所以此時此刻，讓我們來談談大腸經的美麗與哀愁。

大腸經起於雙手食指的商陽穴，終點在鼻翼兩旁的迎香穴。從食指尖開始，沿著食指向上半身方向，來到虎口上的合谷穴，向上經過手腕，前臂，到肘外側，再爬上臂到肩膀的肩髃穴，繼續沿肩峰向上到後面頸椎的大椎穴，復又進入鎖骨上窩缺盆處聯絡肺臟，再向下入大腸。另外從缺盆處有一支脈上走頸部，到下巴進入齒齦，繞一圈到上唇交於人中穴，在此左脈向右，右脈向左，分布在鼻翼旁，結束於迎香穴（見第四十八頁）。

晨起排便最自然，黃金不來好懊惱

「大腸經」攸關人們的排便功能，假掰的說法則是「排毒」。每天早上的這個時間，很多女人還睡著，健康的或初老的女人卻已經醒了（拍拍，我懂）。她們不是已經睡飽，而是被大腸的「咕嚕咕嚕」給喚起床了。

晨起即排便，是很多健康的人會做的事，這也是時辰養生最大的特色。就是我們的人體小宇宙，會順著大自然日出日落的節奏，進行該進行的事，健康的身體是會跟著時辰走的，根本不用從小讓爸媽費心去培養。每天晚上十一點一到，膽經讓妳睡覺，妳就發睏了；早上五點不用鬧鐘，大腸叫妳排便，妳就有了便意。這是任何一個健康的人體，不用特意訓練即有的健康本能。所以，若妳在卯時內錯過了排便的大好時機，也就錯過了一天中最重要的排

毒黃金關鍵期，整天都阿雜煩悶。

現代講究健康的女人們都特別在意「排毒」，提到「排毒」這兩個字，就好像身體裡面任何會發胖的或骯髒的都即將被清除，女人們雙眼都發亮了。減肥要排毒，美顏要排毒，壓力太大要排毒，睡不好也要排毒，人顯疲倦更要排毒。

人體最主要的排毒方法，當然是大便、小便和流汗這三個管道。流汗是人體無時無刻在進行的，哪怕是毛孔濕潤也好，都可以排出身體多餘的廢物；小便也是三不五時地就會發生，一整天上不到七八次小便的女人們，肯定要多喝喝水，才能讓身體好好地進行正常的排泄。唯獨大便，除了嬰兒和孩子以外，大部份的人一天中都只有一次排便，這麼重要的一次排便＋排毒的機會，要怎樣好好的把握呢？

大腸不順毒不排，臉上痘痘洩蹤跡

被暱稱咩咩的九〇後小姑娘，其實是家裡的老大，現在已經大學四年級快畢業了。咩咩是文學院的高材生，英文中文都很溜，寫的一手好文章，是立志要當作家或記者的好人才，醫女我更是她臉書上頻頻按讚的鐵粉無誤。美國學生大四那一整年，都是畢業生們要找實習或工作的最佳時機，忙著應徵各大媒體職缺的咩咩，最近竟然在嘴唇周圍和下巴長滿了一顆顆又大又紅的痘痘，韓國超厲害的氣墊粉餅都掩蓋不了，快把她給急壞了。

咩咩焦急地問：「怎麼辦？我應徵電視台記者和直播主，都要秀臉的！」

醫女我劈頭就問：「妳有沒有每天上廁所？」

咩咩哀嚎：「每天晚上我都改履歷改到半夜三、四點，早上一起床就衝出門，沒時間啊！晚上回來已經上不出來了。」

光這個回答，醫女心裡已經明白大半，咩咩現在的緊急狀況，除了內服中藥和外敷痘痘以外，一定要把那充滿宿便的大腸清理清理，臉上大腸經部位的皮膚才會順利排毒，痘痘才會乖乖消除。那麼大腸經走到臉上哪些位置呢？不偏不倚就是到下巴、繞嘴唇、走到鼻翼兩旁。

咩咩最近不是整晚坐著打電腦，就是白天東奔西跑找工作，生活作息緊湊，加上省略早餐，更沒時間蹲廁所，以前一緊張就拉肚子的咩咩，這一個月反而變成嚴重便秘。而大腸排便不順，造成體內過多的廢物和毒素累積，就容易影響臉上的皮膚，尤其是大腸經巡行處，常常會長滿大顆大顆、紅紅硬硬、會痛的痘痘。

鴛鴦蝴蝶大腸經，髒污廢渣無法忍

診所走進來一位瘦瘦的中年女 Peggy，後面還跟著一對互相攙扶的老人家。要來看病的是 Peggy，年邁的爹地和癌症的媽咪則是陪著她一起來的。年逾四十的 Peggy 未婚，一直住在家裡，父母還是把她當公主一般對待，心急地想知道女兒身體出了什麼狀況。

Peggy 有氣無力地說：「醫生，我手臂痛，還有肩頭痛。喔！還會手麻不能打電腦。」

醫女為她檢查了肩關節活動度、肩胛肌肉沾黏的程度以後，溫柔地告知，這是輕微的冷凍肩（Frozen Shoulder）症狀，也就是中文俗稱的「五十肩」。所謂「五十肩」的影響部位，就恰恰落在大腸經的經絡上，常常會造成橈神經壓迫，也就是前兩個手指會麻，上臂肌肉緊繃或有纖維結節，肩關節前方會有壓痛點，旋轉手臂時會出現疼痛，甚至刺痛難耐。

我淡定地說明：「現今的五十肩，再也不是五十歲人的專利，三十、四十歲都有可能。」

手麻的瓊瑤派 Peggy 竟然幽幽地回覆我：「醫生，我好想死啊～」

我：「……」（來人啊！給我上一個瞠目結舌的表情包）

什麼病人都見過的我，還真沒聽過這樣認真「加強語氣」撒嬌的女生。當時我的心裡想，有必要這麼誇張嗎？肩膀痠痛，一時不舉，很多人都經歷過，只要好好休養和復健，有時不看醫生也會好。如果有醫生進行治療，這根本是一塊蛋糕而已！為何 Peggy 會這麼沮喪？

細細想想，大腸經的確是非常潔癖，屬於多愁善感、鴛鴦蝴蝶派的。此話怎講？我們人體裡的很多臟腑，都是有進有出，也會順便吸收養分，像是空氣進到肺，肺吸收氧氣轉化動力；或者是食物進到小腸，小腸吸收營養提供全身。幾乎臟腑們都會為自己儲存一些必要物質。可是大腸是 one way street，只想著「全部都給我走！」不想保留任何一滴，進去的所有就是為了全體出去，清空是天下唯一大事。

所以看起來 Peggy 會因小病而苦，無法忍受身體上有一點不適，就是因為以前身體很好的她，手腳靈活，現在手無法向後伸，僅僅只是為了穿內衣都變困難，對她來說就是一個污點！你很難取笑她或勸她想開一點，因為她是活在自己完美無暇的世界裡啊！而大腸經就是這樣，想要完全的乾淨，一不乾淨，人生彷彿就有了一個大大大的大污點（在他們的眼裡這樣形容一點都不浮誇）。

大腸心事藏不住，激躁便秘一起上

大腸不像小腸那麼九彎十八拐，大腸是屬於一根腸子通到底那種爽朗的臟腑，所有的東西進來了，就是要出去，全部不留一點痕跡。但愛好清潔溜溜的大腸，廢物的存在感比誰都還強烈，也很容易被放大。

大腸若不清爽，大腸經也跟著遭殃。包括便秘、排便困難、腹痛腸鳴、脹氣、腹瀉，甚至是便秘＋腹瀉＋脹氣全都中獎的「大腸易激綜合症」(Irritable Bowel Syndrome，簡稱 IBS)。

這些大腸容易發生的不適症狀，和大腸經經絡上面的病變，也都有一定的程度相關，如容易牙痛、流鼻血、鼻流清涕、嘴唇周圍長痘痘、肩關節疼痛、手臂痛、手麻、扳機指等等。以上這些症狀，常常都是臟腑疾病和經絡病變兩者唇齒相依，離不開彼此，長痘痘的常常會伴隨便秘症狀，排便不暢的則通常都會有手麻和肩胛痠痛等問題發生。

大腸和大腸經的病變都不是大病，但卻很有可能造成更進一步的問題。以前

常聽一些年長的男士說，不抽菸就無法上大號，所以滿肚子的大便，常常要不定期用手指挖糞才能排出。還有很多老人家因為大便太乾，上廁所太用力，結果在馬桶上中風或心臟病發，這些都是好發比例很高的不良狀況。

首先為何某些人要抽菸才能如廁？中醫經絡理論說得很清楚，「肺與大腸相表裡」，指的就是屬陰經的肺經為裡，屬陽經的大腸經為表，是互相支持的一對臟腑經絡。所以當你平常就有抽菸的習慣，在如廁時，若覺得腸子蠕動不夠順暢，就故意用抽菸來刺激肺的排廢運作，肺努力開始工作了，腸子也就蠕動了。這樣子並不是說，抽菸是唯一可以放鬆你的腸子的方式好嗎？這真的是剛好、恰巧而已啊！與其抽菸，還不如身體多活動，晨起呼吸新鮮空氣，讓肺充滿氧氣，大腸工作起來也比較開心。

至於因為排便過於用力，造成在馬桶上中風或心臟病發的可能性提高，也要從便秘開始解決。如果妳知道自己或家人有便秘的問題，再加上家族中有心臟病、血壓高或血管栓塞的案例，請妳一定、務必要好好照顧大腸和大腸經，讓大便出走順暢好嗎？乾淨的大腸，許妳一個乾淨的健康人生啊！

完美的排毒人生，首要目標就是不要讓便便在身體裡停留太久，這是潔癖女最在乎的事，也是立志閃亮動人的女人們必須做到的。排除一切大便、一切毒素、一切臉上的痘痘、一切肩膀手臂的不舒服，便便排光光，痘痘都消失，臉才能閃亮亮！人生才會光彩！所以我們準備了大腸經的經絡運動，以及可以排便助興的食療和養生茶，希望大腸堵塞、嗯嗯不爽的女士們，每天上午都可以有一個華麗的轉身，一身輕爽的上班去！（音樂起～）

❧ 大腸經瑜伽 ❧

大腸經經絡簡單明瞭，穴位也不多，從食指尖開始，向上到肩峰，再到下巴進入齒齦到上唇，最後停在鼻翼旁。以下的「大腸今瑜伽」，就是大腸「今日事今日畢」的意思，我們分成兩件事專案處理，請兩個都做，才不會顧此失彼。

便秘的大腸今瑜伽

有唱過大象這首歌嗎？「大～象，大～象，你～的鼻子怎麼那麼長～」，來，跟著我一起玩吧。

一、將妳的雙手食指交叉定位於迎香穴，也就是左手按右迎香，右手按左迎香，然後坐好坐正。迎香穴在法令紋最靠近鼻翼處，也就是在鼻翼兩旁的法令紋上。

二、以身體的軀幹為中心，像是搖呼拉圈般地扭轉身軀，按摩妳的肚腹和內臟，意念聚焦在肺臟和大腸。

三、小腹和腰部都要能完整的旋轉、轉動、盡情鬆開。這樣的動態姿勢按摩了肺，又按摩了大腸，使得蠕動不佳的腸子可以順暢運作，早上起床律動三分鐘，自然可以每日排便順暢！

迎香————　　　　————迎香

五十肩的大腸今瑜伽

一、採面壁思過的姿態，雙腳與肩同寬站於牆前，雙腳尖離牆約三十公分，
雙手上舉，將手掌完整貼於能碰觸到最高的牆面。

二、將兩隻手臂也盡量貼在牆上，從指尖到腋下都要盡量貼緊，此時肩膀和
胸口交接處應有感觸很深的拉筋感，自己的後背要像貓伸懶腰一樣。

三、上半身除了下巴、手、肩膀和胸口以外，其他部位都不能觸碰牆面，才
能完整地打開手上的大腸經。肩膀很容易痠痛，或者想要預防五十肩的
人，可以三不五時這麼做，伸展因為打電腦而久違了的舒服肩膀。

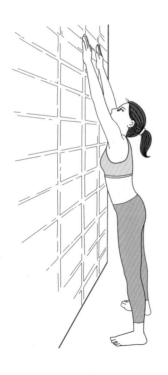
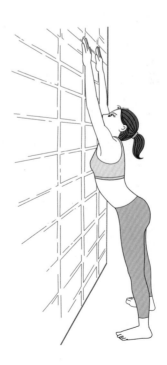

大腸經穴位按摩

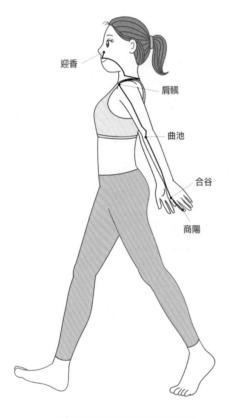

迎香

肩髃

曲池

合谷

商陽

大腸經起於雙手食指的商陽穴，
終點在鼻翼兩旁的迎香穴。

放鬆肩頸的合谷穴

常按拇指與食指間虎口處的合谷穴，可以放鬆大腸、通便，也可以美容養顏、止頭痛、緩牙痛、放鬆肩膀肌肉喔！

清熱去濕的曲池穴

曲池穴位於手肘附近肌肉豐厚處，清熱去濕效果佳，對於腸胃濕熱、排便味臭、面部生暗瘡，都有很好的療效。

預防五十肩的肩髃穴

肩髃穴就在肩前方，腋下的上方，自己就可以按得到，點按時痠痠脹脹的，其實很療癒！

大腸經茶飲

健康的人兒想要排毒，就一定要腸道乾淨！而一天中最佳的排便時機就是早晨五到七時，所以早餐之前空腹來一杯「溫蜂蜜檸檬水」，接著做「大腸今瑜伽」，是有很深的道理的！蜂蜜潤腸通便，檸檬有豐富的纖維和維生素C抗壞血酸，飲用溫的「溫蜂蜜檸檬水」可以幫助大腸醒過來，順利便便。

溫蜂蜜檸檬水

一顆檸檬對切，一半給妳，一半給阿娜答。用手擰一下半顆檸檬，將檸檬汁擠進五百西西的溫水裡，再將半顆檸檬丟進去，檸檬皮雖苦但油脂豐富，是很潤腸的。再取一湯匙蜂蜜，均勻攪拌於檸檬溫水裡，就完成早上的潤腸通便水啦！會過敏打噴嚏的女人，記得使用當地蜂蜜，可以提高免疫力喔！醫女不是說了肺與大腸相表裡，大腸經止於鼻翼旁的迎香穴嗎？會過敏的鼻子和肺，也可以從大腸經去清理喔！

喔，對了！還有一種排便困難，叫做「腸寒」。腸寒無法排便，會呈現坐馬桶坐很久卻解不出來，或是用盡力氣卻只有放屁，或是只有排出一小顆一小顆的羊便便，嗯嗯用力到都要有一種脫肛的港覺。這樣的人兒千萬要記得，若是貪圖簡便，只喝「冷」蜂蜜檸檬水，喝再多也沒有用，要記得是「溫」蜂蜜檸檬水！是溫的！是溫的！是溫的！（很重要，所以說三遍！）

醫女的叮嚀

窮忙的女生們，I feel you。這是一個物資富裕的年代，我們不一定是貧窮苦命的阿信，無奈苦情女卻常常活得像一枚阿信：讀書時拚命，工作時賣命，創業時要命，有家庭以後更是身兼職業婦女＋家庭主婦，從早忙到晚不停歇。生活節奏忙碌，停不下來的原因，是缺錢嗎？不一定，是怕缺乏人生動力？怕被人嫌不積極不上進？Maybe。

「勞碌命」是苦情女的正字標記，但是，勞碌命也要有強健的肉體，才能勞碌的開心和長久啊，千萬不要讓身體出現警訊了才願意慢下來，胃痛常常就是「第一個」身體發出求救的訊號！妳可不要嫌胃傲嬌，繼續操勞它喔！它是提醒妳該停下腳步，稍作調整及休息的救命恩人啊。

至於年輕的女孩們，天大地大，吃飯最大！減肥不能不吃，胃會有壓力的！況且正常三餐的消化吸收也屬基礎代謝率的一環，不吃反而無法進行每天身體百分之十的熱量消耗！好好的吃，慢慢的吃，適當的吃，沒有壓力的吃，才會讓妳的胃開心！胃舒服，胃經順，身體才不會亂長肉，氣色才會自然美白不萎黃。已經有多少人用身體血淚的教訓告訴妳了，節食並不會瘦，吃對才會！妳說是不是咧？

苦情女

早餐無力好厭世，午餐超忙又跳過
萬事皆有我來扛，滿腹委屈誰人知

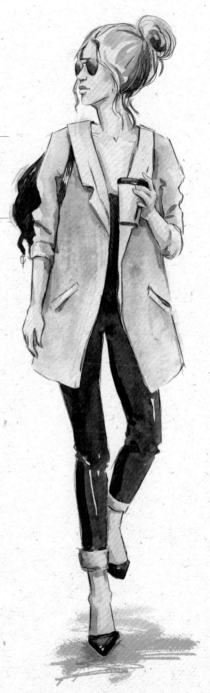

上午 07-09 時／辰時／足陽明胃經

脾胃者。倉廩之官。五味出焉。

在身體就是胃、消化系統、肌肉與肥胖

外表

擁有健康的黃色皮膚，雙腿強壯的女子

個性

理性實際，好勝心
上進努力，堅毅忍耐
勤奮踏實，抗壓性強

地表上人類活動最踴躍的時辰，非辰時莫屬。每天上午的七到九點，應該是家裡最熱鬧的時候了：爸爸早起忙澆花（家裡鬧翻也不管），媽媽早起看書報（臉書新聞滑滑滑），姐姐早起忙簡訊（IG 又有什麼新八卦），弟弟早起忙哭鬧（昨晚功課忘了寫）。

不用研究證實我們都知道，健康的人在上午剛起床的時候，體力和精神最好。早上理應是一天中最神采奕奕的時刻：晨起運動，體力最佳；早餐吃飽，腦力最好。但是也有些人，光要起床就得掙扎半天，坐在餐桌前又吃不下早飯，想跑廁所卻偏偏上不出來，更別提上班，一想到就整個人都縮起來了。不是說早起的鳥兒有蟲吃，怎麼這些人自己先變成一條蟲了？其實，他們早上不順，是「胃經」不順啊！

「胃經」的全名是「足陽明胃經」，值班的時刻是每天上午的七到九點，也就是辰時。胃經經絡從頭走到腳，全身走透透，起於眼睛下的承泣穴，走頭面部，再向下行到胸腹，沿大腿外側，到小腿，至足背，止於足二趾的厲兌穴（見第六〇頁）。胃經管很寬！從頭到腳，最肉的地方都歸它管：臉頰、下巴、胸部、腹部、大腿、小腿，所以胃經除了管消化系統，管運動細胞，更管體力！

胃經不順，就算是睡足八小時起床仍會身體無力，胃醒不過來就不想吃早餐，腸胃不蠕動則無法順利排便，精神差更沒力氣去上班。胃經好的人，辰時若不是已經在工作，就是已經在家裡開工，如果兩者都不是，肯定已經在去工作的路上。胃經不好的人，辰時會坐在餐桌前望著食物發呆，一臉痛苦，全身都不想動，腦子也無法運作。

胃經不好，很多時候是我們自己造成的。工作太忙忘了吃、休假放縱暴飲暴食，更常見的是為了減肥，用錯誤的方法虐待身體。

少女維持的祕密心事

國中生的小夏，從小就有不生病的好體質，卻開始羨慕同學可以生小病請病假。也許是青春期的叛逆，也許是少女想要維持身材的煩惱，她開始不吃早餐想減肥，也順便餓肚子搞胃痛。頭腦好的小夏，專注力很驚人，平日小考都可以一百分了，想搞個胃痛鬧點事情有什麼難。錯過早餐一星期後的某一個上午，第三節課還沒上完，小夏真的感覺到胃在絞痛，雙手捧著胃直不起身，臉色一陣黃一陣白，眉頭深鎖，出現了少女不該有的苦瓜臉。這下子，一向不被注意的好學生，竟然因為胃痛，成為全班的焦點，少女們紛紛驚呼：「趕快！趕快！」七手八腳扶小夏到醫務室。

醫務室的護士先給小夏一片胃藥，又給了她一包蘇打餅，親切地說：「休息一下，慢慢吃！蘇打餅可以吸收胃酸，妳就不會這麼痛了。」少女維持的煩惱，護士小姐好懂喔，公主病也不說破，保護少女的自尊心。接著開始跟小夏曉以大義：「妳知道嗎？胃要照顧好，才不會消化不良。不吃不會變瘦，但是消化不良絕對會變胖。」

護士小姐這句話，既溫柔又有 power ！ 少女胃經通暢，可以長肌肉，胃經不順，只會變脂肪。小夏就是因為身體手腳壯壯的嫌胖，才想到要減肥，以為不吃就不長肉，沒想到會傷身體。青春期少女的活動力本就旺盛，一早上已讀了三節課外加一早操，身上的肌肉和熱量早已用光，沒吃東西的胃早就

受不了啦！這一個星期的虐待胃，後來竟成為小夏的麻煩，雖然在媽媽的盯梢下已經開始恢復吃早餐，但還是常常在中午以前就鬧胃痛，拖拖拉拉痛了一個多月才完全康復。

苦情 *OL* 的悲傷晚餐

不吃早餐的少女是小活該，不吃晚餐的 OL 則是真苦情！有著國字臉的 Brittany，是個非常努力上進的標準女青年。在美國讀大學時，不到三年半就修完學分等畢業，且全 A 的成績令家族無比榮耀。等待申請碩士課程的空檔，Brittany 也不放過自己，先去飲料店打工賺錢，飲料店下班還要趕第二份工。Brittany 家裡不缺錢喔！學費也是中產階級父母可以輕鬆全力支持的，但她從小就個性好強，要做就做最好，是個閒不下來的女生。

某天下班，Brittany 捎來短訊給我，說自己每天胃痛、頭痛、牙齦痛已經一個多月了，真的有點難受，問我可不可以給她開點中藥。

我馬上回訊息問：「一個多月？天天都痛？」

Brittany：「對啊！」

「怎麼不早說？」

「我以為自己會好～」

我差點昏倒：「沒去找妳的家庭醫生？」

Brittany 傳來不好意思的苦瓜臉，然後回：「又不是大病，不要麻煩人家啦！」

人生哲學是「不想給別人添麻煩」的她，在我的要求之下，跟我通了電話。一開口就不斷地道歉，說是不該在下班時間打電話給我，浪費我的寶貴休息時光等等。一陣客套之後才娓娓道來，因為答應了缺人手的老闆，每天要多上一節班，回家時早已八、九點，錯過晚餐時間了。在公司忙的時候，有注意到自己胃酸燒心，只能拚命灌白開水，等到下班時，已經是胃痛難受，更不敢吃晚餐了。就這樣，鴕鳥心態的她，每天那麼晚只能帶著餓扁扁的胃，洗洗上床睡。

我很擔心她的胃已經有發炎及潰瘍的現象。除了請 Brittany 趕快跟西醫約診做胃鏡檢查之外，我請她隔天立馬過來拿中藥，也跟她鄭重告誡道，連續的胃痛不能等，一定要盡快就醫！

個性壓抑、內斂、又逞強的她，因為加班緊張，引起胃酸逆流，加班後錯過晚餐時機，更引起空腹胃痛，連帶地晚上也睡不好覺，早上起床就覺得頭悶痛、牙齦上火。原本國字臉的她還算白淨漂亮，現在因為頭痛、牙齦痛，已成了痛苦面容，不僅面色萎黃，還兩眉中間三條黑線，活脫脫就是個標準的苦情女。

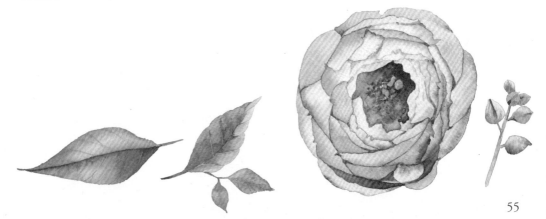

土型人的我痛故我在

印度的傳統醫學阿育吠陀（Ayurveda）有三體質說：風型（Vata）、火型（Pitta）、土型（Kappa）。每個人的身體構成雖然都有「風—火—土」三種元素，但是每個人也都有其較突出的特徵和體質，其中苦情女根本就是土型人無誤。

土型人體型方圓、厚實，個性勤奮踏實，很能承受壓力。土型人也較容易有脾胃的困擾，這點與中醫的「脾屬土」、「胃為中土」的學說不謀而合。而阿育吠陀學說裡的脾胃又不只有土的特色，還帶有水的特色，指的就是消化液、胃酸等功能。

古老的阿育吠陀是世界上最早承認「身心一體」的醫學。一個人的身心無法分割，互相提攜也互相傷害。健康的人，情緒相對之下較平穩和樂；生病了的身體，也有很多是因為情緒的壓抑，造成體內「風—火—土」的不平衡，引起生病。進一步來說，不良的情緒是會產生毒素，破壞身體健康的。例如緊張、多話，會引起風元素過剩；生氣、焦慮、嫉妒，會引起火元素過剩；羨慕、佔有慾、貪念、依賴，則引起土元素過剩。其中一個元素過剩，就會產生毒素，影響身體健康。

阿育吠陀醫學如何處理這些不平衡的三角關係和消弭毒素呢？他們會先從情緒開始，因為阿育吠陀認為，如果不處理這些情緒毒素，只用針灸、草藥、按摩等療法，只治標不治本，會將情緒毒素推向身體更深處，不斷作祟而無出離的一天。對於情緒的消弭，阿育吠陀推崇「中和療法」，也就是「新鮮

空氣、日光浴、運動、節制飲食，還有薑和黑胡椒」。

新鮮空氣和陽光對人體超級重要！（高雄和北京的朋友應該正在猛點頭中）空氣＋陽光＋運動＝身心舒暢，許多壞情緒都自然被「中和」掉了，所以大自然瑜伽勝過於室內瑜伽，就是這個道理。另外節制飲食、多吃薑和黑胡椒，也不容小覷。飲食節制有度，一直是健康的不二法門，該吃的時候吃，而不是任性的禁食或進食。而便宜又實用的薑和黑胡椒，更是中醫藥典裡，最適合拿來當食療的超級方子，兩者都是暖胃、發汗、排毒的好東西。

胃公主的撒嬌與抱怨

至於從中醫的觀點來看，胃在所有臟腑裡，最像一個嬌氣小公主，只要一有不舒服，不管是胃痛、胃脹氣、胃酸逆流，小公主馬上抱怨，是我們身體裡最會表達不滿，也最愛撒嬌的臟腑。可是小公主絕對不會沒事盧小小，一定是妳欺負她、忽視她，把她弄疼了，她才會生氣傲嬌。

胃是身體吸收營養的第一關，胃照顧好了，健康一身輕；胃沒有處理好，問題就會前仆後繼而來。其實只要好好地照顧我們的胃，胃公主馬上笑咪咪，什麼痛苦都沒有了，不像難搞的肝或腎，出問題也都靜靜地不說，治療還得拖上一段時間才見效（指～）。把胃照顧好，CP值是很高的！

所以啦！苦情女、土型人，都要好好照顧這位傲嬌的胃公主，更要把自己照顧成像公主一般的貴氣，不要有苦情或壓抑的情緒。從薑黃的痛苦面容，反轉成白裡透紅的粉紅玫瑰頰，並不是難事喔！

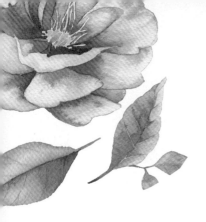

胃經瑜伽

胃經不通順，不僅會胃脹氣、胃酸逆流、消化不良、胃絞痛，還會引發額頭部位頭痛、牙齦虛火腫痛，甚至體力變差，少肌肉多脂肪，容易變胖。想解決胃痛的困擾，可以做胃經瑜伽。

駱駝式

由於胃經經行涵括從頭到腳，所以動作都較大，像是瑜伽裡的駱駝式，就正好可以展開胃經整條路線。

別小看瑜伽動作簡單，很多時候，瑜伽對應的正是身體與心志最弱的一環，把瑜伽動作做好，身體與心裡的苦才能真正紓緩。比如駱駝式，對於壓抑好勝的苦情女來說，真的很難！因為要把自己的上半身向前展開，肚子胸口暴露在外，而不是含胸縮背，剛好違反了苦情女的個性：壓抑、內化、勿張揚自己的存在感。但也因為如此，我才會強烈推薦苦情女非做駱駝式不可！把胃經完整地打開，經絡疏通，胃才會舒適。尤其在戶外進行胃經瑜伽駱駝式，有了陽光、新鮮空氣的「中和」，對於很壓抑的胃更有好處。

駱駝式動作如下：

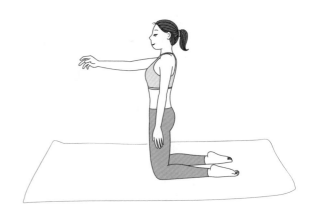

一、採金剛坐跪姿，臀部離開腳跟，
　　雙膝分開約一至二個拳頭寬，
　　腳背平放於地或腳尖點地。先
　　將右手向前伸直，然後向身後
　　畫一大圈，身體順勢後彎，將
　　手搭在右腳足踝上。

二、左手也同樣向後畫圓搭在左腳
　　足踝上。此時注意力集中在胃
　　部，繼續向前上方挺出，腹部
　　放鬆，不要用力。

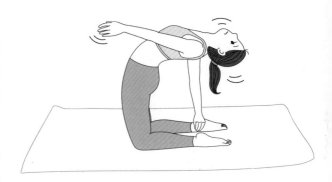

三、再將注意力轉移到胸部，挺胸
　　打開胸部，將妳的兩個肩胛骨
　　用力的向中間脊椎集中，雙手
　　伸直相挺。

四、保持頸部放鬆，頭自然後仰，
　　嘴巴微張不要用力咬緊。此姿
　　勢約停留十五秒鐘，或做三個
　　深呼吸，再以倒帶的方式回復
　　原狀，並採金剛坐休息。

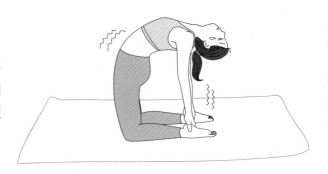

❧ 胃經穴位按摩 ❧

辰時七到九點的這段大好時光，除了在路上塞車，我們還能做什麼？上班前頭痛，下班後胃痛的朋友，記得平日就要按摩穴位，預防勝於痛痛！

胃痛、胃脹氣：用拳頭敲打或用手指按揉梁丘穴、足三里穴。梁丘在大腿前外側，膝蓋骨上方三橫指處。是大腿前上方外側，不是大腿側面喔！足三里位於膝蓋骨外側下方凹陷往下約四橫指處，小腿脛骨外側。

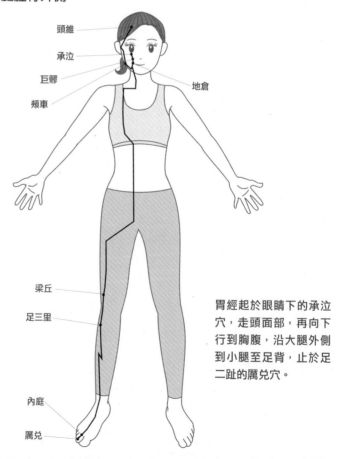

頭維
承泣
巨髎
頰車
地倉

梁丘
足三里

內庭
厲兌

胃經起於眼睛下的承泣穴，走頭面部，再向下行到胸腹，沿大腿外側到小腿至足背，止於足二趾的厲兌穴。

頭痛：用手指按揉頭維穴，以及腳上的內庭穴。頭維穴在頭側部，頭正中線旁開六橫指寬，額角髮際上半橫指寬。沒有髮線的人，找到兩側前額角便是。內庭穴位於足背第二、三足趾間，趾蹼緣後方凹陷處。

牙齦上火：臉上的巨髎穴、地倉穴、頰車穴，都能緩解牙齦的腫痛不適。巨髎位在瞳孔直下與鼻翼下緣相平的凹陷處。也就是在法令紋的外側，不要笑的時候找穴。地倉在口角外側，上直瞳孔。也就是嘴角向外拉一橫線，瞳孔向下拉一直線，兩線交接點。頰車位於面頰部，下頜角前上方，耳下大約一橫指處。咀嚼時肌肉隆起，按壓該處會找到一凹陷即是。

❧❧ 胃經茶飲 ❧❧

容易因緊張而胃痛，或者壓力大而胃痛的人，在就醫檢查確認沒有胃炎或潰瘍後，就可以使用醫女提供的胃經養生茶，作為緩解胃不適的調理方。

暖胃解壓茶

白豆蔻、小茴香、生薑各三克，沖泡三百五十西西溫熱開水作成茶飲，在輕微胃脹氣、胃悶、消化不良的時候就可以飲用。喝上幾口，打幾個嗝，胃就舒服啦！

也可以將上述藥材磨成粉，某些超市的調味料區，更有現成的粉末可以購買，吃飯時不妨當作調味料添加，對於胃蠕動不佳，胃寒的人兒，很有幫助。另外不要忘了阿育吠陀的中和療法，用餐時多食用黑胡椒，添加薑片或薑絲，對於消化不良的胃也很有幫助。

醫女的叮嚀

女人在生活上是能者，但不代表女人就要多勞。婚後當了媽媽尤其如此，當久了女超人，就很難變回大小姐。我一位五十幾歲的女醫生朋友絕對買得起名車，卻不會開車，問她要不要自己學駕駛，這樣就能行動自主，她卻說：「我不要學。我一旦學會開車，老公兒子就不會載著我到處跑，這樣開著賓士的我並沒有比較開心！」

在家裡常常聽到女人們抱怨：「你這樣洗碗不乾淨啦！要這樣這樣～」「衣服怎麼摺的亂七八糟，走開啦！乾脆我自己來整理比較快！」《挺身而進》的作者雪柔・桑德伯格（Sheryl Sandberg）是臉書營運長，以一名菁英女性的角度來談工作、家庭和領導力。她在書裡的一句話讓我拍手叫好：「每次有已婚女性詢問我夫妻共同照顧小孩的建議，我都說，只要先生肯做，就讓先生以自己的方式幫孩子包尿布。……即使他把尿布包在孩子的頭上，太太都應該微笑以對。讓先生以自己的方式做事，他終究會找到正確的方法；但是，如果太太逼先生採用『太太的方式』，很快就會變成什麼事情，都是太太自己做。」

能者多勞的女生們，做的都是一些不被看到，不受重視的生活瑣事，又累又沒成就感。哪一天如果看到公司裡的大案子，或者重要的客戶，讓這些很棒的女生也跳出來說：「走開啦！我自己來做比較快！」那麼我會開心地滾一邊去，讓這位女生一展長才！我相信，完成一個大案子，或順利得到一個客戶的信任，肯定比摺衣服漂亮，洗碗乾淨溜溜，更有成就感！

無論是家事、公事、天下事，既然做了，就要做得開心，不要勞了力又生怨氣，傷了「脾經」。好脾氣若沒有得到回報，也是會變成平白受氣。從好脾氣到受氣包是有階段跟差異的，暖心女，千萬別把自己降級成好欺負的受氣包喔！

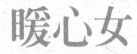

暖心女

為愛付出終有悔，一句感謝求不得
情緒勒索傷感情，脾氣養好才自在

上午 09-11 時／巳時／足太陰脾經

脾胃者。倉廩之官。五味出焉。
脾主升清。諸濕腫滿，皆屬於脾。
在身體就是消化、水氣、月事與緊緻的皮膚

外表
慈眉善目，身體和皮膚都柔軟的女子

個性
溫柔善良，樂於付出
能者多勞，有犧牲奉獻的精神

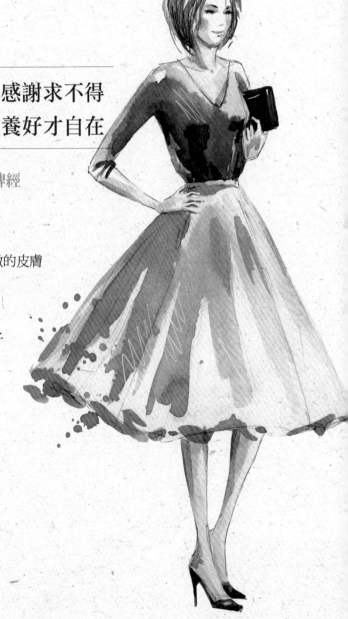

每天上午九到十一時，也就是巳時，是走「足太陰脾經」（簡稱「脾經」）的時辰。脾經起於足大腳指的隱白穴，止於腋下的大包穴，行走於腿部內側和身體的側面（見第七十二頁）。脾經是最陰柔的經絡之一，相應於婦科以及脾胃消化系統，脾經不順的人，容易有噯氣、打嗝、腹脹、怕冷、無力等症狀，也就是非常《紅樓夢》的林黛玉病。

林黛玉才十來歲，卻有個老太太的病體，而林姑娘最有名的，就是身體不好嘴可好了，非常擅長做「情緒勒索」的老人功夫。唉！如果我可以穿越到大觀園幫她診一診，勸她常按大包穴，好好地舒舒心，就可以少些刻薄，她跟賈寶玉也許就不用悲劇收場，旁邊的人也可以省省心了。

濫好人成受氣包，負面情緒無處發

其實，「情緒勒索」是一體兩面的，很多對這個世界實心實意的人，因為怕給得不夠，所以拚命給，不管是要給出愛、體力，甚至歲月，都毫不猶豫地給。但給多了沒有得到對方認可的回報，等到自己出手討愛，就容易下手過重，變成情緒勒索。

女人們最容易遇到過度付出的慘劇。儘管時代變了，大家讚美「好女人」的特點之一，還是「隨順」（Agreeable），其他像是好脾氣、很好商量、很隨和……不勝枚舉。我身為現代醫女，每次聽到這種讚美，都忍不住要翻白眼！這哪裡是什麼讚美？根本就是把這些暖心女當受氣包嘛！勞碌命的媽媽們，家裡的事常常做好做滿，事後只是抱怨一兩句，就被嫌棄為碎碎念；好心的女同事主動清理公司茶水間，後來竟變成常態，成為「份內」的工作。明明心裡有一萬個不願意，卻得說「沒關係，我來就好」。

隨和？好脾氣？無法拒絕別人？不敢說不？這樣下去就變成了大家的理所當然！好心人的好來好去，從好脾氣變成受氣包，這真的不是問題？

能者多勞暖心女，委屈悶久傷脾經

Lily 的孩子已經大學了，帥氣的男孩每天都穿得漂漂亮亮地出門打工或約會，房間地板上卻有成堆的衣服和雜物，跟乾淨整齊的外表天差地別。中午過後，兒子打電話給媽媽：「媽～我房間地板上有一套藍色的衣服和褲子明天要穿，妳今天要幫我洗好喔！」Lily 嘴上嗯了一聲，沒想太多。但是 Lily 其實也有成堆的事情要做，她可不是全職家庭主婦，公司這麼忙，客戶的電話不停地插播進來，但她看到兒子的來電顯示時，還是要為他的髒衣服傷腦筋。天底下沒有對孩子說不的媽媽，老媽子很願意為兒子洗衣服，也很開心兒子的生活多采多姿，但是姊妹聚會時，Lily 也忍不住抱怨：「我都快要累死了，我幫老公做，我幫兒子做，誰幫我做？」

長久被老公、兒子使喚，Lily 發展出很扭曲的「壞習慣」，老是裝出小媳婦的樣子，直到老公、兒子照她的意思做，她才肯罷休。有天，兒子忍不住反駁 Lily 是「情緒勒索」。這下不得了了，Lily 真的心痛到掉下眼淚，老公、兒子在一旁手足無措……。

「能者多勞」現在已經變成新負面名詞了。媽媽是能者，老婆是能者，女兒是能者，在辦公室裡，女生是能者。而這些能者，我們心裡也很清楚，指的大部分是生活能力好，或是手腳俐落而已。這些很替別人著想、很耐操的暖心女，因為種種原因、各式理由，把能做的瑣事全都做了，帶著「我不入地

獄，誰入地獄」的心情，搞得勞心又勞力。這些有點委屈，又自怨自哀的心思，很容易因為生悶氣，而造成腹脹、噁心、脾胃不適，很傷我們的脾經！因為脾經陰柔，很容易累積負面情緒。

讓醫女告訴妳，「我不入地獄，誰入地獄」是一種被迫犧牲奉獻的精神，沒有人非下地獄不可，大家也是可以暫時好好地全體留在人間啊！暖心女要記得，溫柔的拒絕並不會構成問題。

退休長輩好孤單，眼淚只能肚裡吞

媽媽不會拒絕孩子，孩子們也把老媽子的服務當作理所當然。同樣的，父母要求成年的子女做事配合，也覺得順理成章。德先生在跨歐美亞的外商公司當過總經理，員工怕他又愛他：「壞脾氣的老總雖然性子很急，但是心不壞，很願意帶領我們，教導屬下！」風風光光退休的他，老覺得年輕時工作打拚，沒有機會參與孩子們的成長，現在退休有空了，心想一定要好好地把他的所知所學，傳承給德家子孫！

於是德先生和在世界各地工作的兒女們約好，每年都要全家團聚一週，報告彼此的生活狀態、工作進度和未來期許。這一週只准德家人出現，不准攜伴，孫子們也請另外安頓好，總之這是一場正式、嚴肅的「家庭會議」。成年的子女們難免會提到時間不好安排、小孩沒人可託付，德先生可是會板著臉回：「老爸時間不多了，我要將我畢生的知識和經驗都傳給你們！」再不就一臉哀傷地說：「我都為這個家貢獻了五十年了，你們每年只為我保留幾天都不行嗎？」

上面這些「家人之間何必如此」的案例是不是很熟悉？似乎每個家庭都會上演相似的戲碼。最近很火的名詞「情緒勒索」，指的就是家人、伴侶、朋友，甚至同事之間，因為不對等的權力關係，致使某一方頤指氣使或理所當然，另一方委曲求全或討好配合，引起的情感受傷或負面情緒。就像《紅樓夢》裡的林黛玉，非常懂得情緒勒索的「眉角」，知道賈寶玉在意她，愛護她，所以不斷地用語言酸賈寶玉，目的只是想要賈寶玉多呵護她一些。

與其苦苦求憐愛，不如用心養脾氣

在家庭關係更為緊密的東方社會裡，「情緒勒索」的概念引起了廣泛的迴響。「情緒勒索」裡有加害人和受害人兩造當事人，林黛玉是加害人，賈寶玉就是受害人。對許多人而言，講加害人／受害人太沈重，畢竟都是親人、伴侶、朋友等關係，且「情緒勒索」這件事絕非雙贏，更多是兩敗俱傷。我們講期待者／被期待者好了。有時，被期待者因為關係不對等，長久以來已經習慣於無限的自我退縮，就算期待者尚未開口，被期待者已經做了要討好對方的準備，卻發現做完之後，自己已經受傷到不行了。「越在意的人越受傷」，期待者尚不自覺，被期待者倍覺委屈。

有時作為期待者的長輩雖嘴硬，但情感是很脆弱的。父母和老者是天底下「最容易受傷的男人」和「最容易受傷的女人」，他們辛苦付出了大半輩子的努力，無怨無悔地拉拔兒女長大，現在當然期待成年的兒女多主動關懷，於是出現了上對下的要求。現在這句「情緒勒索」的大帽子一戴下來，讓他們平常的嘴硬、撒嬌、賭氣，通通都沒了出路。人是情感的動物，想得到關

懷和回饋的這些期待者，對待被期待者時的任性和脾氣，其實背後的理由，大家都很清楚：他們想要很多、很多的愛，有時候要求太多太頻繁了，令人有點難以喘息。

暖心女是給出愛的人，是被期待者，但也期待被愛呀！妳們所做的配合和付出，也許家人都裝作不在意，好像沒有看在眼裡，其實不是的，妳真的不用一哭二鬧三出走，家人們是感受得到妳們的好和重要的！我也不得不碎念一下享受服務的家人們，就算東方人情感含蓄，但如果能用言語支持這些活到老做到死的暖心女，常常說些好聽話，相信暖心女也不會那麼鬱悶。

暖心女和容易受傷的老人，也請記得要疏通不順的「脾經」，其實妳是需要家人的愛和關懷，何苦一方老是嫌做到死都沒人看，另一方只敢用嘴皮子抱怨和賭氣。我們才不要當哀怨的暖心女，才不要一直想兒女丈夫為什麼都在忙，為何不理我。我要把脾經養好，快快樂樂過爽日子，讓他們羨慕我的爽，想念我的好！

脾經瑜伽

每天上午的九點到十一點，可以來個十分鐘的脾經瑜伽，不管你是哀怨的爸媽，還是受傷的兒女，保證做完後，一整天都好心情。情緒低落的時候，想要巴緊家人時，不小心打了幾個奪命連環扣的時候，記得趕快放下電話！用瑜伽把脾經伸展開來，吐一口長長的悶氣，把那種不甘心的感覺拋到身後

去。身心順暢，覺得自己有愛，才不會總是在意兒女孝不孝順，老是懷疑老公孩子愛不愛我。

脾經放大操

一、起身站直，雙腳分開比肩略寬，雙手高舉過頭，在頭上交叉手腕，手心相對十指交握，手肘盡量伸直，讓上半身完整展開。

二、保持手部的姿勢，開始向左或向右側展身體。先讓雙手帶著身體向左傾，右邊的脅肋會打開，頸部放鬆，軀幹側傾就像一條拋物線，維持三個深呼吸，過一會兒再回正。再用同樣方式向右傾，一樣讓雙手帶著身體延伸至右側最遠。

三、最後讓雙手帶著身體慢慢向後傾，讓胸口可以完全打開，腰身微微順著向後上方延伸，一樣維持三個呼吸，再回正。

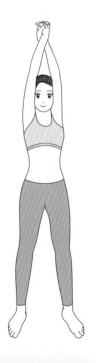
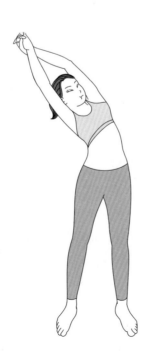
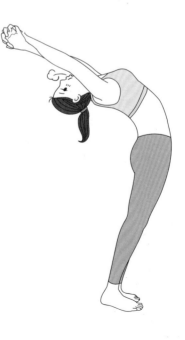

⋙ 脾經穴位按摩 ⋘

三陰交──減緩不停打轉的焦慮

能者多勞的暖心女，要常揉脾經上的大穴三陰交，放鬆自己委屈的心情。很愛做東做西，常常停不下來，其實是自找的，妳信不信？三陰交可以幫妳減緩這種像陀螺般不停打轉的焦慮。

三陰交穴位於脾經上，小腿內側腳踝正上方三橫指，脛骨內側緣凹陷處，是足的三條陰經，脾經─肝經─腎經交會穴，所以叫做三陰交，也是鼎鼎大名的穴位之后，Queen of the Acupuncture Point，可以補脾土、助運化、通氣滯、疏下焦、調血室精宮、袪經絡風濕，又可以鎮靜、安眠、調婦科、抗衰老。古書上說：「心腹脹滿，心悲，足下熱」都可以治，現代則有個順口溜：「常揉三陰交，終身不變老。」

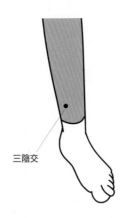

三陰交

怎麼揉呢？用大拇指揉三陰交，垂直皮膚的方向往下按壓，往骨肉之間的間隙按進去，然後定點旋轉打圈，會有點像瘀青的刺痛感或者腫脹感即是正確的穴位所在。哀怨時、焦慮時，記得坐下來培養好的「脾氣」，讓三陰交充滿好氣！

大包穴──清理卡在心裡的委屈

唉，講到女人們的委屈，醫女我真的要鼓勵暖心女多按大包穴，加強脾經運化，培養說不的勇氣。不敢主動發表意見、莫明其妙就被指派工作，滿肚子怒氣不敢發，只會逼自己壓抑，搞得身體緊繃，手腳冰冷。

畢竟，暖心女真的很容易受傷！尤其家人間常常會有令人委屈的分工，明明是一件勞心又費力的事，卻常常你一言，他一句，三言兩語就被決定了（驚！）。「媽媽最會了，媽媽做！」「大姐最熟，就大姐去做就好了呀！」「妳薪水最高，妳就幫忙一下好嗎？」「妳住得離那裡最近，就去一下嘛！」「妳現在又不上班，那麼閒，做一下會死喔！」

尤其是家事或照顧的工作，常常落暖心女的身上，總覺得女人比較會照顧幼者、長者、患者，媳婦就要代兒子照顧公婆，大嫂就要幫全家照顧年邁的雙親，女兒就要伺候生病的父母，更不要提媽媽要為體弱的孩子承擔一輩子。因為手腳比較輕巧，脾氣比較柔順，就理所當然被委以人任？小孩的嬌氣、病人的怨氣、老人的脾氣，再加上出了事時家人出一張嘴的恣意責備，真的是夠了！

不想當受氣包？那就常常梳理一下我們身體脅肋上的大包穴吧！不要讓負面情緒的累積傷了身體。

大包穴如何找？把手舉高，在腋下六寸，腋中線上，第六肋間隙處就是啦！或者妳也可以先找到身體側面肋骨的最下面一節是十一肋，十一肋是游離肋，從脊椎長出來，長到一半就長完了，所以可以摸到骨頭的盡頭，不像其

他肋骨有連回胸骨。所以找到第十一肋，再往上數，找到第六肋間隙，就是大包穴所在，朝這揉一揉，吐幾口大氣，真的好舒服。

大包穴益脾寬胸，宣肺理氣。古書說：「胸脅痛，喘息，身盡痛，百節皆縱。」也就是對於脅肋痛、容易氣喘、全身疲乏、四肢無力、消化不良都有幫助。女生常覺得無法深呼吸，脅肋悶痛，一伸懶腰就會有卡住的感覺，身體這也痛那也痛，卻找不出毛病來，就找大包穴出來處理一下吧！

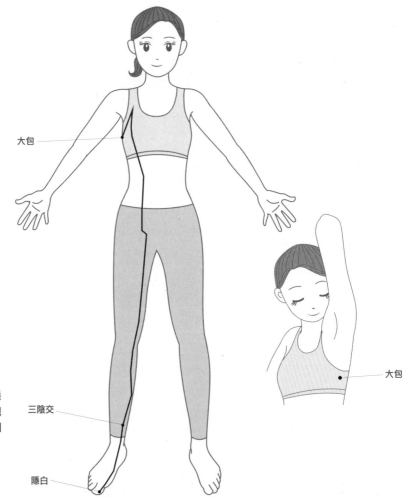

大包

脾經起於足大腳指的隱白穴，止於腋下的大包穴，行走於腿部內側和身體的側面。

三陰交

大包

隱白

❧ 脾經茶飲 ❧

滋脾氣甜湯

好氣、壞氣，都是氣。氣太多不行，沒氣更不行。所以順氣是我們的終極目標！要讓脾氣爽爽的，要讓心情穩定，不能用忍耐這招，要用醫女這一味「滋脾氣甜湯」。

山藥四十二克、蓮子三十克、銀耳六克、茯苓十二克，同入一千西西淨水煮滾煮軟爛，再加紅棗及少許冰糖，增加甜味。

「甘入脾」，吃甜的滋脾氣喔！以上材料在中藥行都買得到，若妳喜歡新鮮的山藥或蓮子也可以，但因為鮮品含水量高，記得劑量就要加倍，新鮮山藥要八十四克，新鮮蓮子要六十克。

醫女的叮嚀

是誰說凡人皆不可生氣？火焰女亂發脾氣的確不好，但是隱忍壓抑真實的情緒，然後再來責罰自己修行不給力，簡直是傷太重不鼓勵。我的老師曾說，濫好人就是鄉愿，「吼狼甲告搞」（台語）。佛經談忍辱，談的也是人生中本就不平等、不如意之事要修忍辱，不代表要全然地退讓，自我退縮到無極限。

在家庭中、學校裡、職場上，難免會有一些故意或無意的人傷人、佔便宜，我們都要學會有智慧地、適時地表達憤怒、不滿、傷心的感受，也許誤會因此而消解，也許欺負妳的人因此能自省，這也是保持人際之間適度的平衡，不要有永遠的強勢v.s.弱勢。「打不還手、罵不還口」的教育方式現正慢慢地改變了，教導孩子們學會權力的平衡，是很多新式教育的觀點。

至於夫妻間、伴侶間、父母子女間永遠的關係不平衡與痛，與其等到情緒爆炸了、互相大吼大叫才能解套，不如適度地讓火焰女消消心火，做做臥佛式、拈花微笑瑜伽，或者按摩可以消火的穴位，期許我們都不要讓火病上身！

火焰女

一肚子火是真的，氣極攻心變火龍
調理心經治火病，微笑拈花怒消散

上午 11 時 - 下午 01 時／午時／手少陰心經

心者。君主之官也。神明出焉。
心主喜。
在身體就是心、循環系統、能量與陽氣

外表
氣色紅潤，身子溫熱的女人

個性
性子較急、個性大喇喇地
做事節奏快、手腳俐落

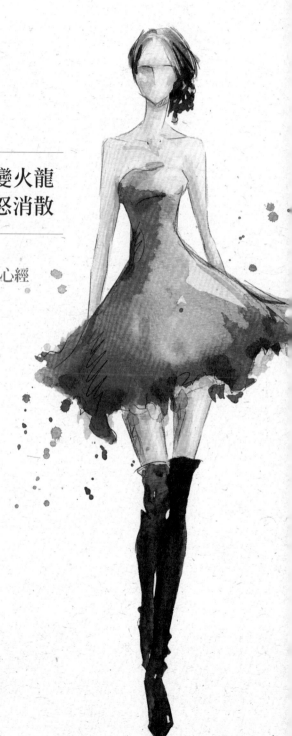

日正當中，日頭赤燄。一天中陽氣最足的時間，就是太陽在頭頂上方的時候了！中午十一時至十三時，是子午流注的午時，也是「手少陰心經」（簡稱「心經」）巡行的時刻。心經起於腋下凹陷處的極泉穴，走到手肘內側，止於手小指尖的少衝穴（見第八十四頁）。

午時雖然不是一天中溫度最高的時候，但是那種火力全開的日光直射，讓許多人都消受不了，尤其是在漫長的夏季時光。我身旁的都市人還真不喜歡太陽，只要一有陽光，都市女人們紛紛躲進屋簷下，墨鏡帽子薄外套瞬間把自己包緊緊，防曬係數高的乳液往臉上補了又補；都市男人們則喊煩，氣溫太熱會頭痛，陽光太辣眼睛痛；都市小孩們則抱怨皮膚滾燙，流汗不爽，要吃冰淇淋喝汽水才肯罷休。

其實太陽曬出來的火氣，都還算好解決的，喝杯青草茶、冰鎮酸梅湯，避避暑就能火氣全消。至於情緒上的火，全身上火，氣到發火，還有男人說的歸懶趴火，就難辦了。

我認真不搞笑地說，台語的「歸懶趴火」是真的（推眼鏡）。男生爆怒生氣時，心理影響生理，會讓下腹部睪丸處真的就像火在燒，那種炙熱的感覺，男人們幾乎都有體驗過。女人們也是，生氣時氣到臉漲紅，體溫升高，胸口彷彿有一隻火龍要噴發。

古人說：「氣極攻心」，講的就是怒上心肝啊！心經滾燙燙，當然「火大」變成火焰女。

韓國火病有根據，歐巴阿珠媽都別逃

在韓國更有所謂「火病」（화병），就是指因為強忍怒氣，壓抑不平之氣所發的病，「火」則與憤怒有關，就是情緒造成的心理/身體疾病。雖說「火病」一詞是在韓國被發揚光大，但卻是中國明朝名醫張介賓時期傳入韓國的。韓國人對火病有很多研究，又稱為「心火病」、「鬱火病」。一九九五年時，美國精神醫學學會更正式標記了「火病」（Hwabyeong）。

「火病」被定義為韓國文化症候群的一種，很接近於英語裡的「憤怒症」（Anger Syndrome）。一直以來，韓國火病的患者約有百分之四左右，在上班族群裡，比例甚至高達百分之三十五，加上因火病而引發的自殺案例不少，火病作為一種新創疾病，引起了相當程度的重視。

傳統派醫學認為，火病是一種精神疾病，但醫女認為此病並不單純，更接近為「身心病」的一種。所謂「身心病」（Psychosomatic Disease），是指患有疾病的人身心互相影響，不僅在生理上有顯著症狀，在心理問題的作用下，更使得疾病狀態一直難以被治癒。美國研究也認為，韓國人口中的火病有「壓力病」或「躁鬱症」的類似症狀，而這類身心病，通常都伴有各式各樣的症頭，小至頻尿、頭痛，大到心肌梗塞。

火病到底和女人有什麼關係呢？找位韓國歐巴問問，他們都會回答妳：「喔～那是阿珠媽比較會得的病啦！」

醫學研究指出，火病多發於女性，已婚、上了年紀的阿珠媽們，幾乎多多少

少都會承認曾經得過火病：婚後被迫離開原有的家庭舒適圈，遠離職場以及社會生產活動，生活幾乎只有家庭、超市與廚房。這些被社會、朋友排除在外的孤獨和沮喪，再加上生活中的各種不如意，讓人老是覺得頭痛、肩頸痠痛，還有許許多多的身體不快感。

不可諱言地，這與韓國傳統文化下的性別不平等有很大的關係。傳統父權家長制加諸在女性身上的種種侷限、夫妻婆媳間的矛盾衝突，以及男尊女卑的思想壓迫等，帶給女性諸多的有形、無形壓力。然而，文化上卻又強調，女人對這些壓迫與壓力的隱忍是美德，長久下來，造成許多韓國年長女性強烈的恨的情緒。這種源自於朝鮮民族，以恨為基礎的民族文化，讓許多中老年婦女們，在生活中長期遭遇的苦惱無處發洩，這些壓抑的憤怒則化成身體上的不適或疾病。

高度競爭怒火旺，火病燒身引自殘

當人們接受到外界的壓力時，隨著不同的社會文化養成，會有不同的反應與情緒。大部分人的反應可能是憂鬱或不安，然而韓國人遭受到壓力時，最常見的情緒卻是憤怒，進而反應成身體發熱、發火等生理現象。除此之外常見的症狀還包括：肌肉疼痛、消化障礙、關節炎、頭痛、頭暈、全身無力、生理痛、臉潮紅、呼吸困難、失眠等，甚至會有心悸動、心律不整、心臟痛等嚴重症狀。

在高度競爭的社會壓力下，韓國火病擴散得很快，上班族裡竟然有高達百分

之三十五的人罹患火病，被稱為「職場人火病」。學校裡的學生也因為升學壓力與霸凌事件，而有「被孤立火病」。

現在社會團體生活中的人際關係和慢性壓力，已經高壓到影響身心各層面了。韓國醫學教科書裡寫到：「心裡的壓力、鬱火，連續累積六個月以上沒有適當的釋放或消解，開始產生各種火氣大的症狀，無法消化的消極情緒，內心殘留的氣息不調和，會讓火氣不斷累積增加，產生鬱火，發作時氣和火就會上升到頭部，臉就會變紅。」

我想一定不只是「臉就會變紅」這樣子而已吧！火病的症狀不只侷限在心理或身體某個部位，而是從頭到腳全身都有可能，嚴重的話會出現上述各種病理形式，甚至引發自殘的念頭，所以儘早發現與調理是很重要的。

如同許多其他的身心病，身體的治療和心理的諮詢同樣重要，有位仁心仁術的韓國醫生說過真心話：「諮詢時，聽聽患者的話，然後量體溫，便可發現體溫下降一度以上。可見只聽聽患者的話，也可以減輕患者的怒氣或壓力。」

儒家思想好逼人，忍辱負重不可取

別以為火病只有韓國人會得，華人在儒家思想的教育下，從小就被教導要「溫良恭儉讓」，還要「忍辱負重」，我們華人得火病的火焰女並不會比較少！只不過韓國人以恨來發洩的方式，到了中國或南方就變成了忿忿不平、嘮叨抱怨、抑鬱不爽等情緒。

有沒有見過一種永遠都笑笑的女生，說什麼都好，問什麼

都答可以，這樣的孩子其實是極度壓抑，很需要情緒的釋放。比如說我的國中同學 Angie，她是個安靜乖巧的好孩子，在學校幾乎沒聽過她主動開口說話，她的招牌動作是點頭微笑，大家說什麼，她都答應。但是在一次家訪中，班導師意外地發現 Angie 在家人面前常常擺臭臉，總是表現不耐煩，對媽媽發小姐脾氣，對哥哥更是大呼小叫。這怎麼回事？班導師非常驚訝，隔天特別叫坐在她前後左右的同學們來問問。小小年紀的我們，當然也不會知道箇中奧祕，只記得她第二天來上課時，那張漲紅的臉，躲我們躲得更遠了……。現在想起來，才知道那是極度壓抑的情緒。

每個辦公室裡也都有這麼一位好心人。Lynn 在小型印刷公司上班，每天見到的同事不到二十人，大部份都是業務。大家每天風裡來雨裡去，進進出出地好不忙碌，於是每週例行會議時，是誰在辦公室幫大家準備茶水？是她。是誰下班時關燈鎖門？也是她。Lynn 有很多心事，在人前看起來都好好的，但是轉身過去，內心戲卻非常澎湃。明明表面上很輕快地答應同事，買飲料的時候「順便」到隔壁的隔壁的隔壁多買一個便當，旁人聽起來毫無違和感，Lynn 卻在起身後發現，自己其實很不喜歡這種被佔便宜的感覺。什麼叫做順便？那要多等十分鐘的便當，會讓自己少十分鐘的時間享用午餐耶！這種事後懊惱卻不敢採取行動「Say No」的壓抑感，使得她把這熱騰騰的便當交到同事手上時，會瞬間變成火焰女，心跳超級不爽上一百，甚至會有點心律不整的感覺。

一個情緒產生的影響就是這麼大，透過交感神經系統，反應到身體上，會出現體溫升高、心跳加快、身體冒汗、血壓上升等現象。身體的反應假不來，火氣上來了，滿肚子火，繼而耗損身心能量的感覺，令人好疲累。

總是心傷生火病，火病一發更傷心

中醫認為，不同情志變化，會損傷不同的內臟：怒傷肝，喜傷心，思傷脾，悲傷肺，恐傷腎。而心為君主之官，是人體最重要的臟腑，君王的完整主體不可侵犯，是非常重要的。我們常常講，我的心情、我的心事、我的心思……可見在所有情緒的產生和變化中，心是最重要的角色。

《類經》說：「心為五臟六腑之大主，而總統魂魄，並該志意。故憂動於心則肺應，思動於心則脾應，怒動於心則肝應，恐動於心則腎應，此所以五志惟心所使也。」

心為君主，總率眾臣，理應是身體裡氣場最強大的，應該要穩定而強壯。中醫講「怒則氣上」，怒傷心肝，心肝傷則火氣上行，可出現臉色漲紅，眼睛爆血絲。另外中醫也講「喜則氣緩」，喜為心志，適度的喜可使氣血和暢，緩和緊張。但過喜無志則可致心氣渙散不收，神亂不聚，精神漠然。前者「怒」講的是韓國阿珠媽，後者「喜」講的是華人女生典型：微笑順從、以和為貴。

那麼火焰女的火病上來了，生氣火大時，不能任意發作傷及無辜，也不能壓抑內傷自己，要怎麼救救上火或耗損的心氣？很多人都形容，生氣好累！每回發完脾氣，就像消了氣的皮球，自己都有一種累壞了的感覺。可是壓抑怒氣也好不舒服！怒氣像是一團悶火，老是聚在胸口，有時晚上甚至會惡夢連連，好不甘心。

火病上火，當然也可以滅火，但不是喝喝涼茶這麼簡單。降火，得身心皆滅，

才能舒坦。生氣易怒的人，在正中午的烈日當中，比較容易引發不舒服：心煩意亂、虛火上炎、臉紅心跳、胸悶火大、口乾舌燥。這麼不舒服躲在冷氣房裡也只是剛好而已，一走出大樓眼睛瞄到太陽，就覺得頭上都要冒煙了。俗話說的好，擒賊得先擒王，火焰女別只顧著吹冷氣，中午其實就是調理火氣的時機，沒有之一。在午休的時候，找個安靜舒適的小公園好好降火，在公園裡抱大樹、赤腳踩樹蔭下的草地，或是側躺在清涼的大石頭上，甚至在辦公室的一小角落，鋪好瑜伽墊做「臥佛式」及「拈花微笑」，都可讓火氣冉冉而出，消散無痕跡。

❧❧❧ 心經瑜伽 ❧❧❧

臥佛式

一、左側躺在大石頭上或瑜伽墊上，以左肩和左臀為身體重心，放鬆身體。

二、頭枕在左手臂上，讓腋窩盡量接近或碰觸地面。腋窩有一穴位叫做極泉穴，是散熱的大穴，讓極泉穴接近地面。因為大地屬陰，人體過多的火氣與大地之陰可進行交換，平衡陰陽。

三、左腳伸直，上方的右腳微微彎曲，膝蓋向前著地，右手則自然放在胸前地面上，手掌貼地。

四、閉上眼睛，集中注意力在心經的路線上：從心臟到左右腋下到手肘內側到小指尖，也就是妳現在輕鬆地放在地面上的這些部位。觀想內心憤恨

不平的火氣，就從這條路線散發出去，也許是走到小指尖完整出離，或許還沒走完，就已經從心口、腋下或者掌心，散了一股熱氣。記得要謝謝替妳吸收負面能量的大地之母！

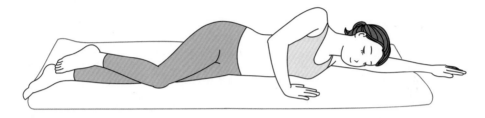

拈花微笑

我們的十隻手指，每一個指尖都有一個穴位，合稱為十宣穴。十指連心，十宣穴就像十個終點，十個出口，可以宣發我們不平和壓抑的心氣。

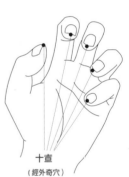

十宣
（經外奇穴）

一、拈花微笑的瑜伽很簡單，蓮花坐姿、盤腿或散盤；或躺或站，都可以。

二、閉上眼睛，先以拇指拈食指成一圈圈，拈指的時候左右對稱，然後開始輕柔地旋轉手腕，繼而旋轉手肘，再旋轉肩膀。

三、接下來再換拇指拈中指，同樣動作旋轉放鬆，然後再換拇指拈無名指，以及拇指拈小指。

四、拈指是左右對稱的，但手腕及手肘任意旋轉的動作可以不用左右對稱，因為我們沒有要跳孔雀公主舞。

五、拈花微笑時請將頭頸放鬆，跟著輕微的擺動，然後換手指拈的時候，可以輕輕地彈指幾下，就這樣，心火就悄悄地離開人體，向空氣散去。

❧❧ 心經穴位按摩 ❧❧

除了做經絡瑜伽，也可以考慮用穴位按摩來散心火。

極泉穴：極泉穴是心經的起點穴，就在腋下凹陷處，可將右手二三四指招入
左邊的腋窩，和外面的大拇指互相對按，按摩左邊的極泉穴。右邊
亦然。

少衝穴：大拇指拈小指成一圈，可用大拇指指甲稍微招一下小指甲邊邊的肉，
再迅速彈開手指。少衝穴是心經的終點穴，在小指甲內側下方肌肉
處的一個小穴點，左右手皆有，可兩邊同時進行。

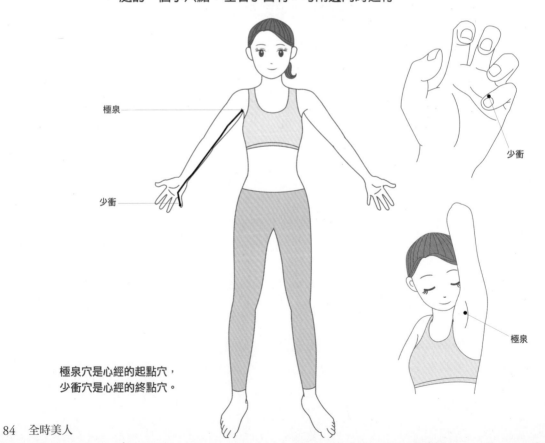

極泉穴是心經的起點穴，
少衝穴是心經的終點穴。

⤳⤳ 心經茶飲 ⤳⤳

涼茶、青草茶、苦茶、龜苓膏等有名的湯水甜品,的確很適合降心火,消除口乾舌燥、胸口噴火的症狀。然而很多女生體質較寒涼,這兒上身消了火,那兒下肢就連氣力也沒有了,有人還會因此連跑好多次廁所拉到沒力。所以我特調了溫潤降火的飲品給火焰女試試。

決明子石斛茶

決明子十二克、石斛十二克、麥冬十二克、甘草三到六克。以上中藥材用熱水快速沖洗一下,再以一千西西的溫水泡成茶飲。一天一份即可。

石斛滋陰降火,麥冬養陰清心,決明子清肝利尿,這三味搭配起來,比苦寒瀉心火的黃蓮等中藥溫和多了。再搭配甘草這個天然甜味劑,甘草味甘性平,入心經又清熱,還可平緩心悸,是最佳選擇。心經花草茶可讓身體裡多餘的火氣隨尿排出,心裡消火了,身體也清爽。

醫女的叮嚀

誰是魚干女？每個人的心裡想必都住著一個魚干女吧！心裡被工作盤據的時候，我也會站在廚房裡把食物吃掉，不上班的時候肯定不化妝也不戴胸罩。半年沒有上美容院真的是常事，我也不想為了吸引人而穿迷你裙（蘿蔔腿的我就是自己愛穿，怎樣！）。女為悅己者容這句話或許還存在，但我們女人更多是為了自己、拚命工作、認真生活的巾幗女子。

「認真的女人最美麗」的確沒錯，但是認真的女人如果有著石頭般的肩膀，和氣球般的肚子，身體真的是一點也美麗不起來。文中魚干女的測驗，如果妳也中了一半以上，我也只能小聲地說，若能把工作上的能量平移到生活裡一些，好好照顧妳的身體，相信妳的人生會更健康、更有勁。

緊張時緊張，懶散時懶散是很幸福，但是若懶散幫不了緊張的解除，那麼就請「小腸經」出來幫忙吧！小腸經畢竟也是大長今的妹妹，也是有點功力的啊！（好，我知道我很冷……）

魚干女

小腸不順氣不足，越到中午越犯睏
周末曬成懶魚干，一切都是*they*的錯

下午 01-03 時／未時／手太陽小腸經

小腸者。受盛之官。化物出焉。

在身體就是泌濁分清、吸收消化與充足的營養

外表

瘦長、有肩型、喜中性打扮的衣架子

個性

獨立幹練，盡責，熱愛工作
享受單身，自我感強烈

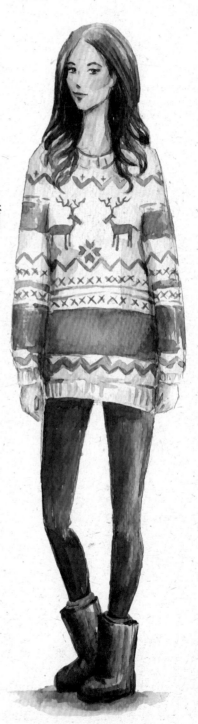

子午流注終於來到午休，以及午休後讓人最昏沈的瞌睡時間了。下午的一點到三點是未時（不是餵食！），是「手太陽小腸經」（簡稱「小腸經」）主導的時辰。小腸經是一條行事分明，壁壘分明的經絡，負責分清泌濁，所以管的就是身體裡一切的液體。小腸經起於兩邊手小指的少澤穴，往身體的方向走前臂、經過手肘來到上臂、再繞到肩胛骨走一遭、來到後頸處，再往上來到耳朵前方，止於聽宮穴（見第九十六頁）。

說來奇怪，一起吃飯的同事們明明午餐吃了燒臘便當、一大杯珍珠奶茶，還外加一包洋芋片，可是到下午還是生龍活虎。只有妳，若中午餵食過頭，一到下午就鐵定會打瞌睡。為了怕昏沉，午餐只敢吃一點點，或者乾脆不吃，拚命工作。妳心裡有說不出的苦，卻只能假裝小鳥胃。

而且放棄午餐還有個不為人知的祕密。在別人眼中，以為妳是工作狂，殊不知，妳另有打算啊！工作趕快做完才不要加班哩，老娘要準時下班，順路帶份加了大蒜的鹹酥雞、買一瓶最新口味的啤酒，回家後躺在沙發上當魚干，不約會、不社交，就這麼懶著，啊～～這才是最爽的人生！什麼升職啊、戀愛啊、結婚啊，隨便啦，以後再說，人生就是要打滾啊！

拚什麼經濟啊，下班打滾才是王道！

前幾年暴紅的「魚干女」，講的就是魚乾、干貝、香菇一樣乾巴巴的年輕女人。工作很有力，卻對生活和戀愛提不起勁，認為很多事情都很麻煩，老是得過且過。

「魚干女」一詞起源於改編自漫畫的日劇《螢之光》，講述一個二十多歲的女性上班族小螢，工作時認真幹練、打扮也得體，但一回到家就穿破 T 恤、運動褲、把頭髮梳成沖天炮，喜愛賴在地板上睡覺、吃零食、喝啤酒，寧可睡覺，也懶得戀愛。

魚干女其實是一個放棄談戀愛、固執堅守自我城堡的女人，把懶惰當作舒適、把邋遢當作自由，不喜與人有所交流（包括辦公室聯誼），凡工作以外的事情都不願意（工作是經濟的來源不得不認真）。她們認為這才是真實的自己，為什麼要配合他人，花力氣做任何改變？

《螢之光》這部日劇，讓許多女性朋友大嘆：「生我者父母，知我者小螢。」

別害羞，來測試一下妳是不是魚干女吧！

☐ 認為戀愛很麻煩，所以不戀愛。

☐ 對簡訊的回覆很慢，字數也少。

☐ 如果食物簡單的話，會站在廚房水槽前把它吃掉。

☐ 如果出門以後發現忘了東西，會用膝蓋走路進屋裡。因為脫鞋麻煩，可是又不能弄髒地板。

☐ 不上班的時候不化妝，也不戴胸罩。

☐ 有半年沒有去做臉或剪頭髮了。

☐ 冬天懶得刮體毛，或者乾脆不刮。

耍什麼頹廢啊！根本是小腸不順啦～

說到底，這種讓乾巴巴的魚干女午休沒力，或者下午續航力不夠的症頭，其實不是吃多了頭昏腦脹，而是小腸經出了問題。從中醫的子午流注理論來講，每天下午一點到三點是小腸經」活躍的時刻，小腸經代表著熱量、精力轉化，就像我們落落長的臟腑小腸一樣，是吸收和轉化營養的最重要器官。一個人的體能和持續力如何，也可以從小腸經看出端倪，小腸經順暢者，可以把儲藏在體內的熱量，持續釋放，緩緩燃燒，反之若妳在未時容易犯睏，老以為是午餐過飽害的，其實不是喔！也許是妳的小腸經不通，妨礙了身體的能量輸出，精氣神運作卡卡。

至於下班之後的「魚干時間」，也不全是因為懶，也是小腸不順，體內熱量儲存過少，人體很快就沒電了，下班耍廢也是剛好而已。

《黃帝內經》就說了：「小腸者，受盛之宮，化物出焉」。小腸經的功能更是「分清泌濁」，「敷布一身之陽氣」。所以有好好吃午餐的人，下午一到三點就可以讓小腸經充分發揮功能，將飲食分配清濁，清的留下來就是營養，是熱量；濁的就往下走，從大腸排出。小腸經因為將陽氣和熱量合理分配，整個人下午也就精力旺盛。所以啦，午餐多吃、少吃都沒問題，總是要

吃一點，重點是慢慢吃，專心的吃，好好地吃，讓小腸經可以有養分工作，溫暖全身啊！

我也想戀愛呀！小腸不好難找伴……嗚嗚嗚

雖說醫女我不催人結婚，都什麼時代了，做個獨立自主的女人，比勉強塞進婚姻更重要，但是找個伴還是好的，同性異性都行，結不結婚也沒關係，主要是作伴。信不信，小腸經不順，連找個伴都不順喔！

就像我那可愛的朋友，Miss Y，專門銷售頂級進口車的她，雖年紀輕輕不到三十，銷售成績卻是全公司第一名。這年紀的女生聚會，每每談的都是戀愛、聯誼，以及心儀的對象，她偏偏沒興趣，而且每次聚會都要三催四請才肯出門，還常常遲到！Miss Y長得很清秀，上班穿套裝就一副精明幹練樣，可是一到假日就隨便了，不管約在哪裡吃飯，她永遠T恤、格子襯衫、緊身牛仔褲就出門（好吧，至少比魚干女強一些）。

姊妹們下午茶時，大家妳一言，我一句，「啊，這樣不行啦！」「妳要穿女生一點的衣服！」「迷你裙啊！緊身上衣啊！把妳的胸器露出來。」Miss Y是個很有自信的女生，雖然她也期待春天快快來臨，可是她最痛恨人家逼她改變，有次還真的發飆了：「我也想遇到真愛啊！但我才不要改變我自己！把自己當糖果雖然可以引來一些男人，但那些蒼蠅吃完糖果就會拍拍屁股走人，到底哪裡好！」

講得真是擲地有聲！眾人都忍不住給她掌聲鼓勵了！但是 Miss Y 自己也說了，她也渴望真愛啊！我認真看看她的身形，瘦瘦的她也是抬頭挺胸地頗有朝氣，可是肩膀明顯的一高一低。她抱怨道左右肩胛處老是痛，就算找人按摩，也只能暫時緩解，痠痛很快又回來了。我想，Miss Y 的問題應該不是如何變成一顆糖果，而是小腸經出狀況了。

Lady L 則是另一個毛病。她真的超級忙碌，是會計師事務所的合夥人，公司上下二十幾人都是她在管理，手上的客戶也是全公司最多的，每天有開不完的會，吃不完的應酬飯。有時中午忙，匆匆吃飯，下午就一定消化不良，但午餐故意不吃，下午也是容易滿肚子脹氣，真的很煩。上班時節奏快，一人當兩人用，下班時整個癱軟，能躺著就不會坐著，臉臭臭的。

她常常提道，和年輕時相比，她覺得自己現在顯得虎背熊腰，肩膀和上半身變得好厚好雄壯，尤其是肩膀和肩胛硬得像石頭一樣，整天痠痛僵硬，從來沒好過。針灸、推拿、拔罐、刮痧都試了，肩胛處的小腸經就是非常的不通。直到上了一堂經絡瑜伽，才開始感覺到變化，「平日全副武裝的上半身，終於讓肩線變柔和了！」

魚干女心裡的寂寞，我聽到了；小腸不順的痛苦，我也看到了，就讓我開點解方，讓魚干女變成美人魚吧！

❧❧ 小腸經瑜伽 ❧❧

「工作時工作，下班時下班」，每天上半場精明幹練，下半場極端慵懶的魚干女，很容易在小腸經上出問題。無論胖瘦，魚干女多多少少都會有消化不良、脹氣、肩頸緊繃、肩胛疼痛的狀況。

小腸經從手小指走手臂，上到肩胛骨，再爬脖子，到臉部側面耳朵前方，共有十九個穴位。小腸經吸收營養，儲蓄能量，好的時候可以轉換成精力，瘀阻時則造成血路不通。因此疏通小腸經，不只可以改善消化不良，腹部悶脹的問題，還可以救救痠痛的肩胛、肩膀、脖子和改善聽力！

迎風展翅

鐵達尼號電影看過吧？記不記得裡面經典的場景，兩人站在船頭，蘿絲將雙手迎風展開，傑克從身後抱她的心動畫面？ Well，此時找一個傑克談戀愛實在有夠麻煩，我們自己來！

一、站姿，雙手自然下垂在身體兩側。將原本是大拇指向前的手掌，慢慢翻轉成手心向前，甚至小指向前。

二、深吸氣，同時將手掌慢慢往上升，像天秤一般，直到與肩膀成一條線。

三、接著長吐氣，將伸直的雙手繼續平行向後，兩手在身後盡量接近，直到在身後呈最小的角度為止，再慢慢從身體後方下降，回到身體兩側。

四、如此動作搭配深呼吸，重複五到八次，身體上半身會微微發熱，熱得很
　　舒暢。抬頭挺胸的妳，彷彿感到了那股迎風的快意。

身體僵硬的女生，記得在做「迎風展翅」前先暖身，前後旋轉肩頭，左右抬
抬肩膀。有時候太緊繃的人直接做，易有手臂抽筋，脖子抽筋的現象喔！

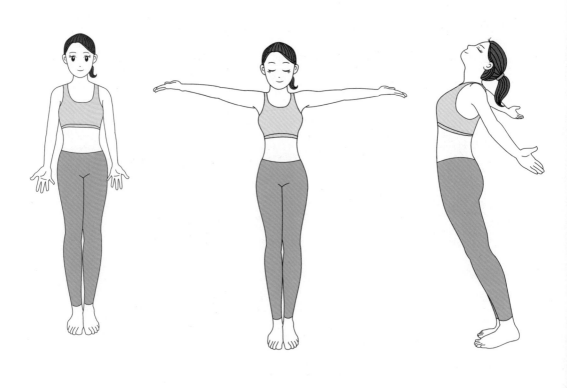

迎風展翅

小腸經穴位按摩

魚干女少發懶,趕快讓自己動起來!以下兩穴位的按摩可以多做,才不會乾巴巴。

養老穴可抗衰老

養老穴在手腕附近,從小指向手臂方向摸尋,在過腕關節之後馬上摸到一塊高起的骨頭,在骨頭的內側凹陷處,就是養老穴。養老穴不僅可以減緩肩、臂、肘、腕的疼痛,還可以保健眼睛,抗衰老。(關鍵字出現!)

秉風穴專治不舉(肩膀啦!想到哪裡去!)

在肩胛骨崗上窩中央,也就是妳左手往右肩後方一搭,會摸到肩胛骨的上方,從肩膀向脊椎方向斜下去,可找到崗上窩的中間點,就是秉風穴。若真的找不到,妳可以將右手高舉,秉風穴就坐落在肩胛骨上方凹陷處。肩膀不舉、肩胛疼痛、手臂痠麻的人,都可以自我按摩一下,或者找隻聖誕老公公的糖果手杖形按摩棒,直接戳中秉風穴!

平日肩膀痠痛的保養,可以做「迎風展翅」的瑜伽,加上按摩秉風和養老穴。但是肩膀已經痠痛到不行的人,就要道具伺候了,可考慮刮痧板或拔罐器,以及圓桶滾背。

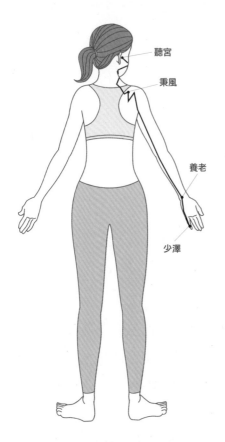

聽宮

秉風

養老

少澤

小腸經起於手小指的少澤穴，走前臂經過手肘來到上臂，再繞到肩胛骨至後頸處，往上到耳朵前方，止於聽宮穴。

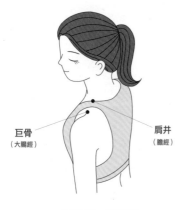

巨骨
（大腸經）

肩井
（膽經）

巨骨穴、肩井穴

【刮痧或拔罐】

無論刮痧或拔罐，都建議要搭配使用按摩油，以免損傷皮膚。肩井穴（膽經）在肩膀上方靠近脖子處，巨骨穴（大腸經）在肩膀靠近肩關節處，找到穴位後，從肩井刮向巨骨，單方向、輕柔地刮痧舒緩，請勿粗暴用力的來回刮。家中若有拔罐組，可以選兩個較小的拔罐器，一個停留在肩井，一個停留在巨骨，約五分鐘應該就會出痧了。長時間的拔罐不會比較好，出顏色很深的黑痧也不表示比較厲害。魚干女的身體已經又硬又乾，刮痧和拔罐宜輕柔，找對穴道輕輕來，身體就會有感了，千萬不要下重手搞到瘀青，不會比較有效！

【圓筒滾背】

家中若有圓柱狀或圓筒狀的健身器材，可以拿來滾背。很多瑜伽或皮拉提斯都有這類的滾筒，長度要同肩寬或更寬，圓筒直徑最好十五公分以上。人面朝上躺下，屈膝，臀部著地，上身躺在滾筒上，滾筒先放在肩胛下方與肩膀平行，然後從肩胛下方滾到肩膀處，可來回緩慢滾動，並保持平衡。此時雙手置於身側，手心朝上，才能放鬆肩胛骨，好好地撫平肩胛骨的傷痛。

··➤ 醫女溫馨提醒 ◄··

刮痧或拔罐前,請先熱敷肩膀,石頭般的肩頸突然下重手,真的會
挫傷的。有一種市售熱敷墊很受歡迎,它呈扇形可以直接搭在肩膀
上,還可以微波爐加熱直接使用。熱敷前,先用四隻手指幫肩膀抓
抓,由後向前,和肩膀成垂直角度,像是撥筋一樣,看看是不是很
緊?熱敷十到十五分鐘後,肩膀肌肉和筋腱都較放鬆了,再進行刮
痧或拔罐。

➤➤ 小腸經茶飲 ◄◄

下午茶快意飲

下午的未時,辦公室的空氣裡充滿了瞌睡蟲,搞得人昏昏欲睡四肢無力?試
試這味有助小腸經運作的下午茶快意飲,可以消脹、除煩、提升精神、補足
精力。

**洛神花六克,淡竹葉三克,赤小豆十二克,甘草三克。以上中藥一起放入
一千西西的淨水共同煮成茶飲,約煮十分鐘即可關火。若用泡熱水的方式,
需燜約二十分鐘。**這道下午茶快意飲,因為洛神花的關係,會呈漂亮的紅寶
石色,口感也略帶微酸,加一點甘草當甜味劑,再適當也不過了。

洛神花清熱提神利尿,淡竹葉清心除煩,赤小豆利水除濕,甘草補中益氣,
調腸胃虛弱。

另外像菠菜、冬瓜、冬瓜皮等,也是入小腸經的食材,可以在中午的時候多
吃喔,好消化又解膩。

醫女的叮嚀

講中文的東方女人們，骨子裡就是刻畫著儒家文化的薰陶。就算再有天賦，再有成就，自小一樣被教導要溫良恭儉讓，凡事要謙卑客氣，尤其女子更是。於是女子面對他人，從來都要收下巴、頭略低、鞠躬屈膝，講話溫柔有禮，萬萬不可有驕傲或臭屁的姿態。然而來到美國，人生有一半的日子在這裡過的醫女，在西方社會裡所受到的文化衝擊，印象最深的，莫過於這裡的孩子從小表現的自信。

美國的學齡孩子不分男女，大多數都有教養、懂禮貌，但是在展現自我時，卻從不怯場，在小學課堂上看到舉手搶答的孩子們既踴躍又不怕出醜。某一年的暑假，我們帶著家族裡四個高中生回台灣探親，阿姨叔叔們見到都說，平平是十七歲，怎麼看起來就比台灣高中生成熟那麼多。在美國長大的亞洲小孩，個子沒特別高，體格也沒特別好，但是看起來就是自信滿滿，講錯話時仍是充滿神采，非常有被取笑的勇氣。這就是會發光的自信！

所以親愛的中年女、熟女、少女們，讓我們培養陽氣，讓我們的自信心長大吧！畢竟女生們本就是很有自覺很能自省的生物，真的不用擔心自我感覺過度良好這個問題。本文獻給發光的家庭主婦，發亮的上班粉領，閃亮到不行的銀髮婦女，記得每天下午打通「膀胱經」喔！練功完畢之時，喊十聲自己的名字，說自己最棒，手比一個愛心，給自己愛的鼓勵鼓勵！

乖乖女

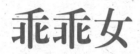

自我感覺不良好，陽氣補足才夠力
膀胱經絡拍一圈，氣場強大無人敵

下午 03-05 時／申時／足太陽膀胱經

膀胱者。州都之官。津液藏焉。氣化則能出矣。
在身體是泌尿系統、筋骨與精力

外表
斯文秀氣，身體柔軟的女子

個性
猶豫，信心不足
需要強大氣場

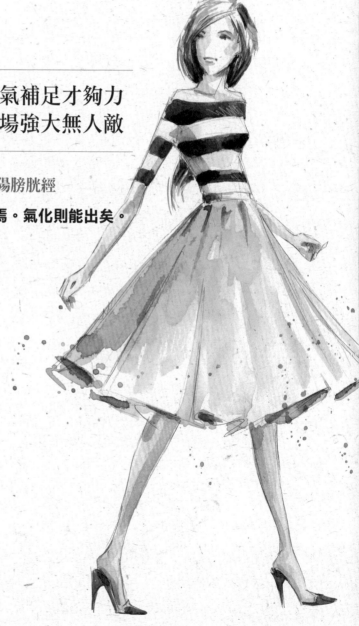

「唉，每天不斷趕場中，做這麼多有的沒有的，真不知道在幹嘛。忙得好像挺起勁，但說實在的，只有自己知道在瞎忙，沒錢也沒閒！！！」

上面那段話，是閨蜜傳給我的私訊，是否也是妳最近的寫照？為何這樣的高度忙碌，自我感覺卻不太良好，覺得做那麼多的事卻沒有一點成就感，自己好像不受重視？無數個下午忙，缺席的下午茶，只差一個字，怎麼差那麼多啊啊啊～！

每天下午三到五點，是子午流注的申時，申時是走「足太陽膀胱經」（簡稱「膀胱經」）的時候。膀胱經在十二經絡中，是經行身體路線最長、涵蓋範圍最廣的一條經絡，也是陽氣最旺的經絡。從眼睛內側的睛明穴、上行繞頭頂、下至頸、背部、再往下到臀部、大腿正後方、小腿、到足小趾至陰穴，幾乎全身陽面走透透（見第一〇八頁）。由於繞了頭部一圈，也就等於氣血入腦了，因此膀胱經也管我們的腦力和學習，包括學習能力和學習效率。

在中醫陰陽理論裡，陽主外，陰主內。陽氣代表著一個人的門面，是氣場，也是自信。膀胱經不順暢的人，容易垂頭喪氣，學習能力變差，沒信心。全人類都在忙的下午，各種社會活動是這麼地活躍，在這四周都是嗡嗡嗡的雜音的世界，妳怎樣才能出頭，才能被看見？

中年婦女的猶豫，膀胱經知道

我身旁有許多想創業的中年女。很多人會說，台灣長大的年輕人特別愛創業，人人都想當老闆，大家都想賣吃的。我看到的卻是，更多中年女的心很

大，永遠都念想要家庭與事業兼顧，把家人擺在第一位之後，時間已經被佔滿，剩下的零碎時間也只能自行創業。這些媽媽們內心很明白的是，「家庭」才是第一份工，自己的事業倒像是「兼差」。

媽媽的生活，是愛與理想的血淚交織。憧憬婚姻的女性進入家庭生活，如願地當上了媽媽，為年幼可愛的孩子付出了幾年最好的時光，自己的身材變了，衣服退流行了，整天想的是給孩子煮什麼菜，幫孩子報名怎樣的啟蒙班。幾年之後，孩子上學去，媽媽也三十好幾不年輕了，夜深人靜時，才開始憶起當年自己的那一些有趣的點子和生意經。也許是補貼家用，也許是打發時間，中年女媽媽心裡想：為了陪伴孩子而暫緩的事業或夢想，是否可以重拾熱情，重新出發？

Christine 懷孕的時候，就跟老闆講好了，產後希望可以將工作轉成兼職，多一點時間陪孩子長大。然而計畫趕不上變化，寶貝孩子過敏氣喘通通來，媽媽根本離不開，只好辭職全心帶小孩。轉眼間孩子較大了也較健康了，喜歡到幼稚園和其他孩子們一起玩耍，勝過在家陪媽媽。於是 Christine 決定重新開始找份工作，可是丟了好多履歷都沒有回應，只好退而求其次，支援家人的線上生意，開始當無償的業務員推銷產品，成立自己小小的網站商店。

也近中年的 Megan，舉家移民來美不為別的，單單為了下一代能受更好的教育。在孩子們都開始讀高中大學時，Megan 忽然間多了好多空閒，於是決定重回校園打發時間。Megan 這次唸的學位，是她從來沒有想到過的中醫。年輕時 Megan 一直是養尊處優的公司老闆娘，照顧孩子、陪伴孩子讀書，一直是生命中最重要的事，真的是一眨眼，孩子們都要離家展翅高飛了。在一

個偶然的機會裡，Megan 見到一位中醫師臨場表演針灸治療的神奇，看得她熱血沸騰，立馬決定這就是她人生下半場想要做的事：助人！腦子雖沒有年輕時那麼博學強記，但熬著熬著，竟也順利地讀完考上醫師執照，誠惶誠恐地開始在診所裡實習。

曾經陪伴孩子的媽媽們，現在正要進入中年女的生命第二春，也許是重操舊業，也許是轉換跑道，但都有一樣的疑慮：「咦，我好像變笨了，我年輕時可厲害了！現在怎麼不太行了？」明明當媽時持家有方，做事手腳也非常麻利，但一朝重回職場，忽然間覺得這幾年的時光都跳過了：新事物的學習很不給力，做生意的速度感也跟不上，人與人之間的語言遊戲，都會讓重新上工的中年女有點沒自信。「不如上網賣點東西好了」，是我們最常聽到中年女權衡之下給的一句。

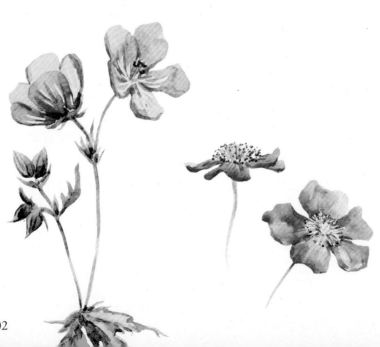

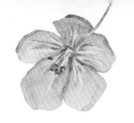

Christine 忽然覺得自己與社會脫節了，才短短五、六年，為何公司裡都是小自己十幾歲的年輕人，而且講著她聽不懂的網路用語，很多事情與同事溝通變得很沒把握，每一次講話也都從句號變成問句。Megan 更久沒有上班，面對診所患者客氣但質疑的眼光，多少會有一點怯場。即便她實習經驗已經非常完整，在學校也是名列前茅，但進入現實的職場，老感覺自己的額頭上刻著「我是新手」四個字，不敢一人擔當。

中年女重回職場沒有自信？那就來讓我們找回自信！學習能力變差？那更需要來好好加強腦力促進學習。明明我們都日理萬機，應變能力又強，危機處理更在行，那個年輕時職場經驗豐富，婚後又是管家又是保姆又是會計又是司機的我，根本可以寫個十頁以上履歷表的我，怎麼可能會沒料呢？

職場一姐的氣場，精氣神充足

我們是不是常常會稱讚一個人：「這個人看起來很有本事！」「她氣場好強喔！」我這裡所指「氣場強」的人，不是霸氣的人，而是實力堅強、看起來會發亮、與她相處時會如沐春風的人。是不是妳身邊都會有一兩位像是這樣的長輩或朋友？會發亮的人與其外貌無關，與長得漂不漂亮無關，倒是與其精神狀態和挺拔的體態有關。

想想看，一個美若天仙的女子，若是垂頭喪氣，彎腰駝背，講話虛虛的，妳還會覺得她美嗎？反之，一個中等美女，卻是精神抖擻，抬頭挺胸，臉上帶

笑，不化妝都覺得皮膚發光，妳會不想親近她嗎？回到我們自己，面貌不變的我們，也都有這樣起起落落的人生，每天早上起床照鏡子時，都可以注意到自己的細微變化：上週事情搞砸了，事後一直在懊惱，睡不好眼袋變明顯了，肩膀看起來就是有點沉重；本週的計劃完美落幕，讓我得到許多肯定，鏡子裡的我看起來就是清爽愉快，臉色光亮。

那麼自信心從何而來？我們常常說「初生之犢不畏虎」。年輕時因為渾身上下充滿精力，學習力滿滿，天大地大，什麼都不怕！中年女因為多懂了些人情事理，少了些新學習，反而覺得自己虛虛的。

其實中醫也談自信，沒自信的人容易「傷春悲秋」，老是覺得時不我與，錯過了什麼。其實醫女在古老的經絡理論裡發現一個祕密，就是自信是可以從身體健康培養起的：精氣神若強，腦子好使，學習力大增，自信心也就提升！

面對新的生活秩序、新工作的中年女，如何培養好的氣場，讓自我感覺良好？或者最近生活面臨大挑戰，快要被打趴的妳，要如何重拾自信心，重新應戰？醫女當然有招！我們可以讓身體「昇發陽氣」，陽氣提升了，精神抖擻，人也就亮了。要昇發陽氣，就要從最陽的膀胱經做起！

無敵女超人祕技，膀胱經拍打

以下提供的昇陽招式，希望妳每天都能做，隨時都能做，且記得做的時候（內心）要大喊幾聲：「Charlotte 杜我最棒！」（請記得喊妳自己的名，不然好

處都被我拿去溜～）

每天下午三到五時，是膀胱經巡行的時間。這時間是心經、小腸經的時辰剛過，人們最容易犯睏的時候。若下午的此時，妳注意到辦事效率變差，老是腦袋空空，感覺自己很沒用，就是顯示為自信心不足！請在一天中陽光最充足的申時，多讓膀胱經曬曬太陽，增加陽氣吧！

適時地讓皮膚照射陽光，可以增加體內維他命 D 的含量，對於鈣質偏低的中年女，更為要緊。上班族的朋友，請移動妳的玉腿到辦公室的窗邊，隔著玻璃曬太陽也是不無小補。

曬太陽的同時，我們就要來伸伸懶腰，拍打膀胱經啦！下午的三到五時，此時午餐已消化，晚餐還太早，別老想著吃點心、喝茶提神，通暢膀胱經才是正解！自己用鼓起手心的空掌，從小腿後側開始拍打，往上拍打至膝蓋後方委中穴，然後繼續拍打上大腿後側、臀部腿庫肉、腰內肉、肩胛肉下方。再來將手向上來到頸部，開始轉換成輕的力道，往上拍到後頸、後頭肉、後腦勺，然後上拍至頭頂。最後往前來到眉頭處，換用手大拇指按壓睛明穴，瞧！眼睛是不是按完立馬就發亮了？這就是完美的 ending 啊。

膀胱經的拍打，可以先拍身體單側，左邊做完換右邊，下半身及背部先重拍，肩膀以上宜輕拍，這個經絡拍打，是喚醒膀胱經陽氣循環，提升存在感及自信心的最佳身體運動！

膀胱經瑜伽

膀胱經順暢的人，抬頭挺胸，看起來就是有自信，講話更是有底氣。膀胱經無力的人，就會有點肩膀垂垂的，脖子短短的，垂頭喪氣的樣子會讓妳看起來矮一吋！本來就已經斤斤計較的身高，怎麼可以少～～～（哈比族內心話 XD）

此時我們要來做「扭轉三角式」，讓妳的脊椎放鬆變長，脖子變長，這樣子下次說實際身高時鼻子絕對不會變長，請放心。

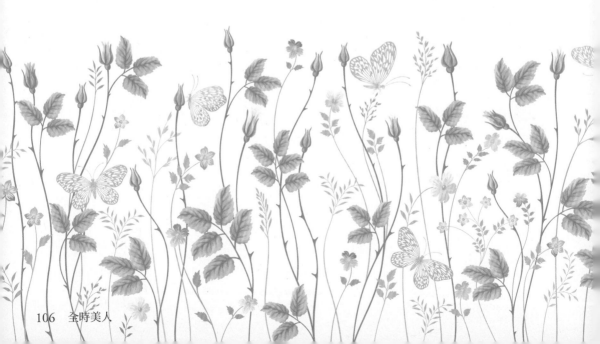

扭轉三角式

一、站直，雙腳跨開至最寬，腳板完整貼地，雙腳腳尖向外，同時雙手平舉，手心向下。

二、頭手一同轉向左側，讓身體和雙手維持十字狀。接著以伸直的右手指尖向下碰觸左腳腳尖，伸直的左手則向上，彷彿要碰天上的雲。此時脊椎和脖子成一直線向左方延伸，背要盡量伸直不要彎曲。

三、請配合呼吸調氣：站直準備好時先吸氣，跨腳雙手平舉時吐氣，旋轉十字時吸氣，向下觸腳尖時吐氣，再起身回到十字狀時吸氣，再回到原點時吐氣，吸吐都要越慢越好。這樣即完成一個扭轉三角式，再請換另一側進行。

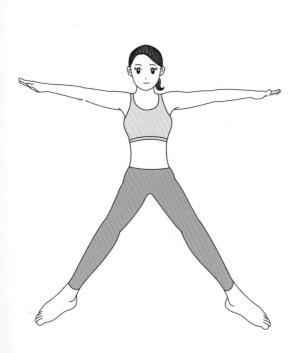
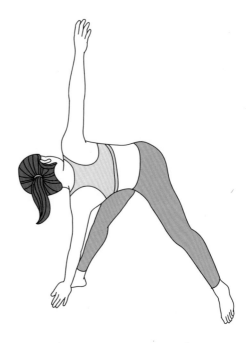

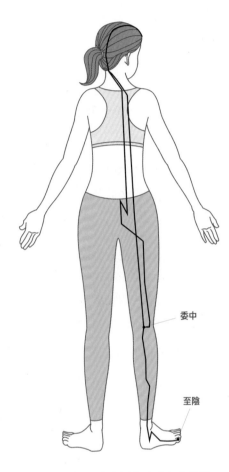

委中

至陰

膀胱經從眼睛內側的晴明穴上行繞頭頂，下至頸、背部再到臀部，走大腿正後方至小腿，止於足小趾至陰穴。

膀胱經穴位按摩

委中穴——美腿蘇湖

位於雙腳膝蓋正後方凹陷處，平日膝蓋卡卡，或者兩腿緊繃時，可以用拇指進行深壓。穴位若按壓到位時，可以感覺小腿肚有一股舒服的熱氣竄起喔！

晴明穴——眼睛 bling bling

位於內眼角接近鼻骨處，用大拇指尖向眉骨方往上輕輕按壓，會有痠脹的感覺。眼睛痠澀、視物不清時，可以按摩晴明穴至微微發熱。眼睛得到充分的血流和氧分，會瞬間發亮，像漫畫女主角一樣 bling bling 喔！

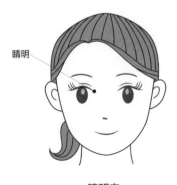

晴明

晴明穴

❧ 膀胱經茶飲 ❧

肉桂補火助陽，桂圓滋補血氣，杜仲甘溫補陽，薑辛溫陽氣十足。愛喝茶的朋友，可選擇紅茶和普洱茶做搭配，這兩種茶偏暖調，比綠茶及青茶滋潤。以上數種藥材搭配出來三款「自信太陽茶」，可以補「膀胱經」的陽氣。

讓醫女幫妳搭配春夏、秋冬兩種茶飲，以及無咖啡因的昇陽茶飲，祝妳信心滿滿，不再英雌氣短。

春夏昇陽普洱茶

杜仲十克、桂圓六克（或六到九枚）、普洱茶三克，以三百西西水沖泡。

秋冬昇陽紅茶

杜仲十克、桂圓六克（或六到九枚）、紅茶三克、肉桂粉少許，以三百西西水沖泡。

四季昇陽薑茶（無咖啡因）

喝茶會失眠的人兒，可用這道下午茶來昇發陽氣。不用加糖就有些許甜味，好溫暖！

杜仲十克、桂圓六克（或六到九枚）、生薑三克，以三百西西水沖泡。

醫女的叮嚀

我那退休的阿姨已經七十歲，卻什麼事都記得比我還清楚。我常常自以為年輕，總是「我知道了！我記得啦！」的漫不經心地回嘴著，等到出糗時她才笑笑說：「妳說過了，妳早給我了，妳太忙了啦！」可是我才初老耶！忙是每個人都忙，但為何只有我腦子這麼不耐操！早上一邊思考今日行程一邊化妝時，上了眼影才發現忘了打粉底，都塗了睫毛出門了，才想到忘了擦唇膏。

健忘的我常常很認真地跟老公說，我也想要有一個「老婆」！「老婆」可以幫我寫購物清單，幫我付電話帳單，還有買菜、煮飯、送衣乾洗、小孩接送、汽車維修和繳逾期停車罰款！想當年，我也是每個人的電話都會背耶，真的！但現在，我連自己的電話號碼都不會背了……也是真的。

妳也是同症頭？那跟我一起做頭好壯壯操和飲用不健忘花草茶吧！把妳的腎經顧好，把妳的腦補滿，才不會健忘、失心瘋。尤其是某些人，下午腦波特別弱，一不小心又上網亂買一氣，更糗的是，竟然忘了之前買過又手滑下單（妳知道我在說妳！）。經絡操有做有保佑，健腦茶有喝有庇護，每天只要認真保養經絡十分鐘，就能提高腦力，不再健忘。至於那些思維混亂、注意力不集中的人兒，加強腎經、不再腎虛，也有意想不到的效果！（要生幾個請自行決定，我不負責生男生女喔～）

恍神女

小事健忘無關老，腎經出包才煩惱
湧泉俞府照顧好，頭腦壯壯身體好

下午 05 時 - 晚上 07 時／酉時／足少陰腎經

腎者。作強之官。伎巧出焉。
腎主納氣。諸寒收引，皆屬於腎。
在身體是腎、泌尿系統與下肢水腫

外表
屬於福態，身型豐腴的女子

個性
人生慢活，傻人有傻福
悠哉，隨遇而安

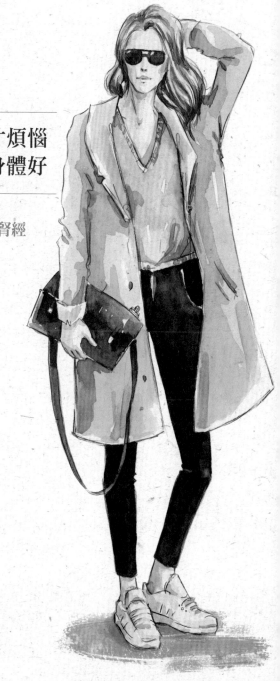

熬了一整天，總算快撐到下班時間！打卡時間還沒到，到處已經聽見窸窸窣窣收拾包包的聲音，有人已經起身去茶水間洗杯子。上班這種東西，多一秒給老闆都不行！

正忙著收桌子呢，賴群組忽然叮了一聲：「晚上瑜伽課是幾點？」同事秒回：「拜託～不是早上就賴妳們了？妳初老症犯了喔！」問問題的女人獲得大家一陣應接不暇的翻白眼貼圖之後，忍不住要提當年勇：「ㄟ～想當年，我每個人的電話都會背耶！」

唉，四十出頭歲的人，說「想當年」也太傷感。

是初老還是真老？有夠健忘好苦惱

少壯要努力，才不會四十歲就開始哀嚎啊。中年就顯老，是腎經不順的表徵。即將下班時刻，也就是下午的五到七時，是「足太陰腎經」（簡稱「腎經」）值班的時間，腎經走在身體正面的內側，從足心的湧泉穴，向上沿著小腿、大腿內側，一路走到小腹，再到胸前鎖骨下的俞府穴，左右經絡最後一起入咽喉到舌根（見第一一八頁）。身體正面屬陰，內側也屬陰，腎經非常陰，也就是太陰的大陰經。咦？這聽起來好像有點色色的耶，但講到性也沒有錯，因為腎經不只管泌尿系統，更管生殖系統，中國人常常會揶揄朋友說道：「腎虛了吼～」，指的就是性冷感了，或者性能力不足。

中醫講「腎主藏精」、「腎為水火之臟」，是我們一身之精（基因），先天

津液（卵子精液），以及元氣（或者外星人原力）的來源，因此跟一個人的先天資質有關。而經絡的腎經管身體的抗衰老、助滋長腎氣、強心健腦，又跟我們後天聰明理解的能力相連。

所以下午五到七時的酉時，容易發低燒的女生要注意了，妳不僅是過勞，還已經傷了腎氣。忙碌了一天下來，這時候老覺得皮膚發燙，體溫計卻測不出發燒的人，該補一補腎啦！

腎氣損傷程度輕一點的人，就是下班時間容易瞬間疲勞感上身，小事健忘症頻頻發作。如果妳已經自行對號入座了，就要開始留意一下自己的身心狀態，給腎經打打氣。過度忙碌、操煩、腎氣虛了就很容易健忘。那些只顧著玩卻聽不進話的孩子、心有旁鶩的青少年、位高權重的主管、還有日理萬機的媽媽，都是不長記性，健忘症的候選人。俗語說「貴人多忘事」，就是這個意思啦！（貴婦自我安慰中）

健忘是記憶力衰退的表現之一，指的个是學習上的，而是對生活上的瑣事容易忘記，有時隔週就忘，有時隔天就忘，厲害一點的甚至一轉頭就忘了。

便利貼＋行事曆，還是全部忘光光

妳有沒有這樣的經驗？早上一起床，腦子已經自動開機，想著今天要做的所有事：上午有三個電話要回，下午有一個重要的客戶來訪，中午要先把資料準備好，還要發賴提醒。昨晚兒子說今天上課要帶的東西，女兒也講這週末

要買同學的生日禮物等……，我一定不能忘記。待腦袋瓜超速運轉了一百圈以後，忽然在廚房地上看到掉落的紙條，是前天寫著衣服要送乾洗的小提醒。完了完了，是明天開會要用的，今天送洗已經來不及了……。更悲慘的是，剛剛想過一輪的代辦事項，這麼一下，全都忘光光了。

這時候，身旁的臭男人一定會說，「拜託！科技是拿來做什麼用的？電腦、手機、行事曆都可以幫妳，不然用筆寫下來也行！」我當然知道，電腦行事曆是很好用啊，但誰會一早在浴室裡就開始用電腦？手機提醒也不錯用，但常常也會忘了自己是記在備忘錄？筆記本？還是已經 email 給自己了？說要準備一本真正的手寫小筆記本，也是一換手提包就不見蹤影了。而便利貼呢，又常常貼著貼著，就隨風而逝～～～（都怪膠怎麼那麼不黏啦！）

可憐的人兒，忙了一整天，忙到傍晚忘事也就算了，可為什麼從早起來就腦筋不好使？真的是老了嗎？不是啊，明明開會時腦筋也是動很快，吵架也不會吵輸人！更正確地說，大事我都不會錯過，就是小事、瑣事、雜事，都無法上心！到底有沒有什麼方法，可以對付這種「小事健忘症」，可以讓我從早到晚都清醒且清楚的呢？嗯，醫女說，有的！

《黃帝內經》稱這種症頭為「善忘」，其中《素問‧調經論》亦有「喜忘」之稱，「亂而喜忘」、「志傷則喜忘」，都是在說明人亂了就健忘，或者腎氣傷了就不長記性。後世醫家習慣稱為健忘，也有多忘、好忘、易忘等稱法，但所有這些後天所談的「健忘」，與先天的智能低下不同，和年老體衰的健忘也不同，我們這裡要談的是腎氣不足之「健忘」，是可以改善的。

⋙ 腎經瑜伽 ⋘

頭好壯壯操

傍晚下班後，晚餐前，請在腎經運作的酉時，做做健腦經絡操，肯定讓妳的腦力「過了這個村，還有那個店」，白天的所作所為才不會前功盡棄，讓腦子晚上仍有力氣運作。

一、採跪姿，雙膝略為分開，大腿與上半身成一直線，雙腳腳背平放置地。雙手在背後十指交握，肩膀放鬆，手臂伸直。

二、交握的雙手開始向上抬起，與身體角度越大越好，能達到與地面平行更佳，此時保持上半身挺直，然後慢慢地將頭向前方觸地。

三、請配合深呼吸：雙手交握時吸氣，向上抬起時吐氣，頭頂要觸地時吸氣，雙手繼續向上推時吐氣。

四、頭頂觸地之後，緊握的雙手繼續向上，好像要頂天一樣。保持此姿勢，然後在此進行五次深呼吸。

五、最後將雙手打開，放鬆到足踝兩旁，整個人呈嬰兒姿休息，放鬆時做五個自然呼吸，再開始下一回合。

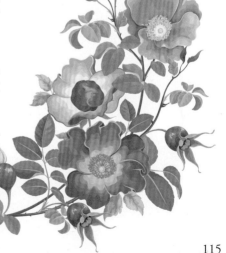

115

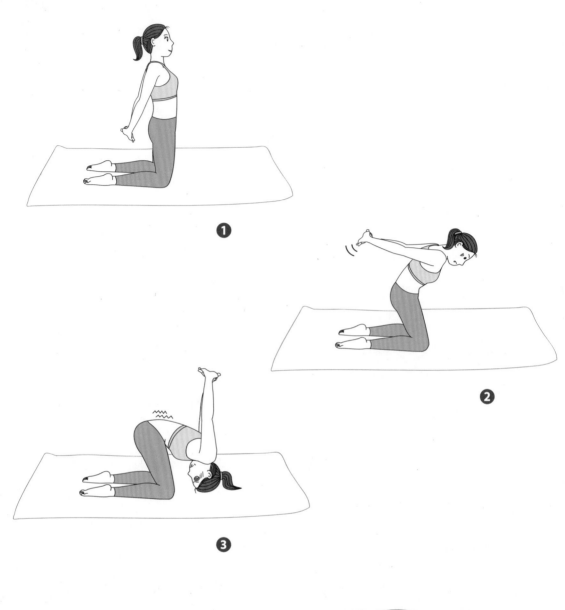

頭好壯壯操

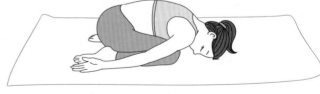

⇘⇘ 腎經穴位按摩 ⇙⇙

【早晚的記憶保養】

上午按湧泉穴

許多熟女跟我說，早上起床時會有足跟痛、腳板僵硬或雙腿發軟的初老症頭。醫女告訴妳，按摩刺激腎經的湧泉穴都有解。

湧泉穴位於腳底，將腳底分成上中下三等分，湧泉穴就在上三分之一和中三分之一的交界處，也就是肌肉呈「人字」的中間凹陷處。

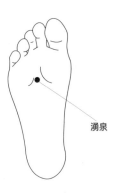

湧泉

讓我們盤腿坐下，但腳不交疊，左前右後，兩腳腳掌心都向上。再來拿出妳的右手肘，傾身向前，直接將右手肘壓上左腳底的湧泉穴，稍微動動妳的手肘，對準穴位即可用身體的重量進行按摩。可按摩約一到二分鐘再換邊。

傍晚按俞府穴

妳是否上了一整天的班，雙肩無力、頻打呵欠、腦部缺氧？趁下午五至七時腎經運作的酉時，來揉揉我們腎經的俞府穴吧。**俞府穴位於上半身鎖骨處。尋一下妳漂亮的鎖骨，來到最內側，再向外測量約三指寬，位於鎖骨下緣的點，即是俞府穴。**用雙手按揉俞府穴，揉起來痠痠的該處即是，可以按揉約六十秒。

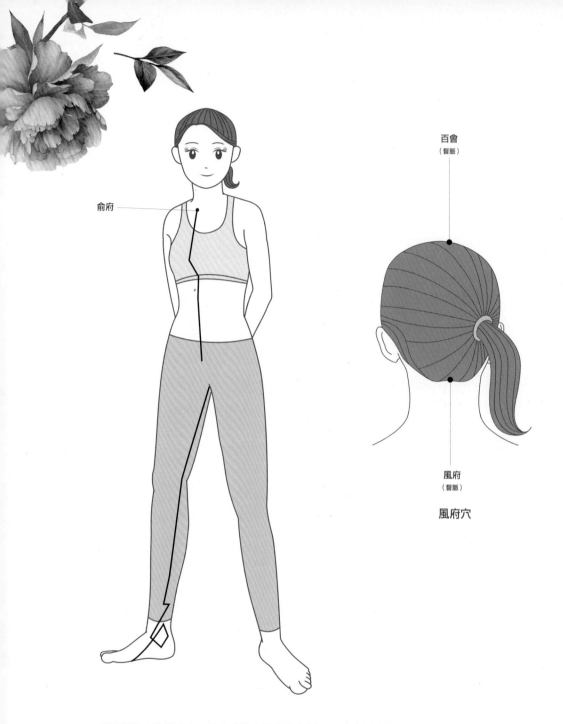

百會
（督脈）

俞府

風府
（督脈）

風府穴

腎經從足心的湧泉穴，向上沿著小腿大腿內側，一路走到小腹，再到胸前鎖骨下的
俞府穴，最後入咽喉到舌根。

【上班時的醒腦穴位】

醫女有求必應,買一送一。想要一整天保持腦子的敏銳度和清晰的記憶,但是在上班中不方便?可以按督脈的兩個好找的穴位醒腦。

百會穴

想要醒腦開竅,增加記憶力,可以按百會穴。

百會位於頭頂,兩耳尖至高點向上連線至頭頂正中,尋找一凹陷處,用手輕壓會感受力道傳到頭顱內部,直達下顎及耳內。可用手指尖或指節按壓,每次約三到五秒,持續約一、二分鐘。

風府穴

想要幫助腦部循環,消除疲勞,頭腦清晰,增強記憶力,就按風府穴。

風府位於頸部後側,後腦勺下面,枕骨隆起部位的正下方。可用拇指或食指刺激,每次約三到五秒,持續約一、二分鐘。

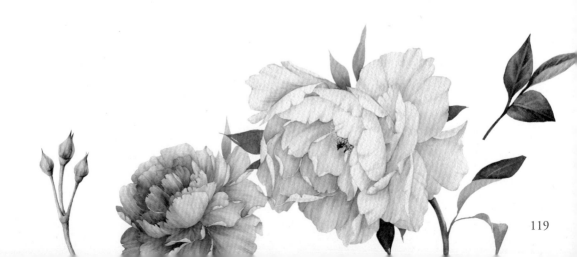

腎經茶飲

【健腦不健忘的花草茶】

中式花草茶──適合腎經時間頭昏的女性

菊花三克、枸杞子六克、遠志三克、石菖蒲三克，以三百西西熱水沖茶，約三到五分鐘即可享用。

菊花幫腦子散熱，枸杞子可改善頭暈目眩，遠志能強志不忘，石菖蒲可清醒頭竅。適合下午腎經時間會頭昏沉、思慮混亂的女生喝。

西式花草茶──適合早上起床或下午忘東忘西的女性

迷迭香三克、玫瑰花苞六克、薄荷一至二克，以三百西西熱水沖茶，約三到五分鐘即可享用。

迷迭香辛香開竅，玫瑰花活血理氣，薄荷提神醒腦。適合早上起床或下午忘東忘西的女生提一提神。

【頭好壯壯的小點心】

辦公室搞鬥爭？這需要心機和腦力。因為容易善忘、健忘的女生們，可是很難工於心計的！請在下午吃一些補充腦養分的小點心。

娘娘勾心鬥角時時來一把

口袋裡一定要準備一些能夠變聰明的零嘴，像是**紅棗乾**，以及胡桃、松子等**堅果類零食**，健康油脂豐富，可以補腦。時不時吃一小把，就能養精蓄銳，培養腦力大爆發的那一刻。

小主承歡膝下夜夜甜滋滋

想要博學多聞，腦子特別靈光？那麼宮廷御膳準備的「龍眼百合蓮子湯 plus 玫瑰果」，就是香甜好吃的補腦甜品：**龍眼**二十克、**百合**十五克、**蓮子**三十克、**玫瑰果**十克，同入湯煮，熬到蓮子軟了，即可食用。喜甜味的人可以加少許黑糖。

醫女的叮嚀

有的人單身覺得寂寞覺得冷，有的人身處在熱鬧的人群裡更覺得孤單。我們常說「我覺得」、「我覺得」，就恰恰說明情緒是很主觀，無法量化的。所有人都有過寂寞的感覺，沒人能躲過孤獨感的來襲。

心情百百種，最難搞的就是說不出口的「孤單感」，Loneliness。孤單的難受，可以大事化小，也可以讓自己沉到更深的悲傷中，傷心也傷了心包。

其實，單身不代表一輩子沒伴，更沒有人是永遠孤單的。我們不要讓情緒化成全部，變成真實的單身感，沉重了身體。吵吵鬧鬧的家人，孝順但倔強的兒女，可以談心的高中同學，每天一起午餐的同事，甚至是一週只見一次面的鄰居，不就是圍繞在我們身旁的，能不見就不見，但真的不見時會想念的夜市人生嗎？我們習慣於放大我們所沒有的或失去的，卻忘了時時刻刻我們所擁有的。

大道理人人都懂，但是勸世文有用的話，我就不需要在此時此刻，為我們的身體心情不好來一杯了！醫女為各位提供了一些身心解套的方法，希望妳能受用，更希望能為身旁的朋友，提供低調的安慰。

文青女

清冷月色連嘆息，小巷寂靜又落淚
日日孤單寂寞冷，心包傷了微微累

晚上 07-09 時／戌時／手厥陰心包經

膻中者。臣使之官。喜樂出焉。

手厥陰心包絡之脈，是主脈所生病者。
在身體是心胸、血液循環與情緒

外表

面容蒼白，不愛多話的氣質女神

個性

低調冷漠，總是淡淡地微笑
本人就是一道美麗安靜的風景

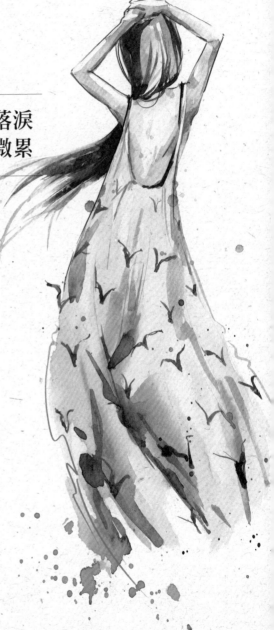

天色已經暗了，忙了一整天的工作終於結束，該回到自己的小窩喘口氣了。離開街上熙熙攘攘的人群，回到獨自一人的家裡，這時候也許覺得孤單寂寞覺得冷？

夜晚降臨──白日喧嘩消散，憂鬱心事無人知曉

每天晚餐之際，七到九點的時候，是經絡「手厥陰心包經」（簡稱心包經）運行的時間。心包經行於手上，起點穴位為乳後的天池穴，終點為手中指的中衝穴，總共才九個穴位，是最好記的一條經絡（見第一三二頁）。而「心包」是什麼器官呢？「心包」是一個象徵性的臟腑，因為心臟是君主之官，是身體的王，太重要了，所以中醫理論又派了一個至為要緊的隨扈給心臟，「代君受過」，保護著它的安危，必要時為它擋子彈。所以「心包」有著重責大任，就是成為城牆，保護心臟。

中醫的「子午流注」理論，將一天的十二個時辰，對應於十二條經絡，每個時辰剛好是一條經絡氣血完整運行的時間。從第一走到第十二條，十二條經絡前後相接，共花二十四小時，如此再週而復始，每天循環不已。而該時辰走到某個經絡時，代表著正是本經絡氣血最旺，最需要能量運作的時候。於是每天晚上七到九點進入心包經時，心包經會需要最多的能量，所以心包經不順或有瘀阻的人兒，此時是該沈澱一下，好好地休息休息了。至於心包經怎樣會不順呢？感覺孤單寂寞，失去一份情感，生死離別，覺得不被愛，都會心裡痛痛的，這就傷心包了。

我自己也常常會有傷心包的孤單感。寫書的此時此刻，月色很美，一彎細細

的上弦月，是完美的微笑線，被無雲的黑夜襯托著，格外清晰動人。想起開車回家的路上，忽然有點小小的低落。就在幾天前，我們家可愛的阿嬤離世了，對於我們這些小孫們，自然是滿胸口的不捨。向來是有話就說的我，這幾天也都不知該向旁人說些什麼，只能將這份傷感擱在心中。身旁少了一個人，就是孤單的感覺。

孤單不是曠男怨女的專利，更不是有家人伴侶的人就會少遭遇的。有伴，孤單還是常常上身，說不清的孤獨和寂寞，剎那間是那麼的真實。我想談的孤單寂寞，不是社會定義的「單身」，而是感覺一個人，與他人欠缺交流感。許多因為孤單而來的情緒，如寂寞、隔離感、自信心低落，其實是不時地出現在每個人身上的。

人生低谷——感覺不被愛，才是真正的傷心

Diana 長得甜美可人，纖細的身材大大的眼睛，二十六歲的她，其實很有條件隨時找一個人嫁了。在兩年的遠距離戀愛之後，男友因為劈腿而忽然告吹。淚眼汪汪的她，跟我們傾訴著，她早已認定他了，她是多麼地想結婚，分手好痛。

旁觀者清的閨蜜點醒她「妳是想結婚，但妳不是非他不可！」Diana 聽不進去，她心碎了。Diana 在家裡是獨生女，爹又疼娘更愛，幸福是滿滿的，但是想結婚，想有個親密伴侶的渴望，卻是從很小很小的時候就有的。是雙魚座的關係讓她害怕單身？還是自小父母離異再婚讓她沒有安全感？只能說，

這些客觀的分析都與她無關，小女生的心就是不要寂寞，渴望有伴！沒有男友，與朋友聚會時就是心虛，單身狗的日子讓她懷疑自我，自信心低落。分手後瘦了一大圈的她，臉色有些黃，肩膀似乎更內縮，說話有氣無力的，沒以前的活潑氣息了。

Laura 是個人見人愛的大姐，氣場很強的社交貴婦，叱吒風雲多年後目前呈半退休狀態，陪著家人過過小日子。朋友們搞大型活動，辦上流聚會，都還是喜歡邀她主持演出，有她在就是有人脈、有氣氛。個性樂觀外向的她，卻在前一兩年，先後失去了父母親。人家都說，有父母的孩子是個寶，這話到了孩子再老，還是一樣適用，六十幾歲的 Laura 崩潰了，想到自己沒有多花時間陪陪父母，沒有好聲好氣地與他們談心，只顧著自己的事業和孩子，都忘了父母有多需要她，最疼愛的就是她。兩年了，Laura 還是沒有走出傷痛，每每夜深了，回到自己空空的家，忍不住想起爸媽，心酸地哭了一場又一場。

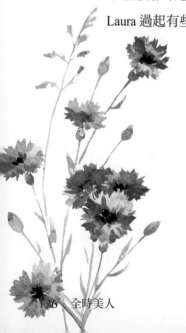

早已離婚的她現在一個人，成年的孩子回來陪她，住沒幾天就吵架，所以Laura 過起有些孤僻的日子。在外仍然伴裝成光鮮亮麗，卻怎麼也不想要有情感的糾葛。一旦親人關心了，孩子來電話了，Laura 就止不住焦慮，怕情緒被勾起而決堤。一個人獨居，吃飯隨便打發，身體也沒在注意，就這樣，感覺自己精神越來越差，做一點事就累了，連抵抗力都跟著低落，好容易生病。

May 有個青梅竹馬的老公，在孩子都成年之後，忽然和 May 提離婚。公婆因為疼兒子，自然站在男方這邊，以往大家認定的好公公、好婆婆，這時也都和媳婦劃清界線，真的是晴

天霹靂。May 是家庭主婦，先生是她的天，孩子是她的心頭肉，憂鬱的她只能整天抓著孩子哭訴，讓孩子陪伴她。漸漸地，小孩長大事忙，結婚工作，再也不能隨傳隨到，May 有如浮萍失了根，存在感開始消失。

因為被需要了一輩子，May 現在自己過生活，總是顯得很不安，老是渴望被需要，一直希望能有份照顧人的工作，卻忘了照顧好自己，忘了想想怎樣才能真正讓自己開心。一個人雖然形體上自由，但是擔憂是母親的天性，May 總是一樣溫柔但肩膀沉重，偶爾聽到幾聲笑聲也是短暫，性情顯得有點憂鬱又慌亂。

德蕾莎修女說：「有時我們以為貧窮只是挨餓、衣不蔽體、無家可歸。但真正的貧窮是感覺不被需要、不被愛、不被關心。」不被需要不被愛，是自己一個人真真切切的感受，這樣的孤單寂寞，富人、窮人都難以倖免。那麼我們怎樣才能脫貧，擺脫孤單的情緒，不要讓它放大，而是從身心中化解？

陽消陰長──夜晚調情緒，舒緩瑜伽護心傷

古人觀察太陽與月亮，發現「陰／陽」構成我們世界的兩極。太陽升起，世界就進入陽的活躍，太陽下山之後，世界就漸漸進入了陰的休息。陽的時刻代表向外、積極、群體；陰的時刻象徵向內、休息、自我。

夜晚是休息的時刻，我們的身體和腦子忙碌了一整天，是該將外在的事物稍稍放下，調養生息，接著好好睡一覺，以面對新的另一天。然而夜晚孤單上

身，加上負載著白天太多混亂情緒的人體，常常不知該如何釋放，以至於那些未處理及安撫的情緒，化成了夢境或不安穩的睡眠。因為白天的忙碌，會將一些幽微的情緒暫時壓抑下來，妳以為忘了或過了。但一到夜晚，身子累了，情緒反而滿了，也許應該好好正視以及處理，讓一日事一日畢，負面的情緒快消弭，絕對是一種正面思維喔。

子午流注告訴我們，晚上七到九點是戌時，是心包經運行的時辰，在中醫經絡理論裡，心包經是主「喜」，是讓心情愉悅的經絡。所以心情悶悶的朋友，寂寞感充滿的人兒，此時宜放鬆心情，調整呼吸。晚餐後的散步，強過於賴在沙發上看電視。不喜歡夜間外出的人，可以在睡前做一些自我療癒的瑜伽，釋放壓抑的情緒，身心都會比較舒坦。

中醫不只醫病，也很重視一個人的神志狀態。「神志」指的是精神，也是情緒。情緒的過度內化或長期累積，不僅會影響心理健康，更會造成身體和內臟的病變。反之，情緒的化解，也可以打通經絡，讓臟腑更開心。

❧❧❧ 心包經瑜伽 ❧❧❧

孤單的情緒如何造成心包經的不舒服呢？其實「喜、怒、憂思、悲、恐驚」，所有的情緒都會與身體內臟「心、肝、脾、肺、腎」相對應。身體上的不適，如駝背、肩膀內縮、呼吸不順、容易胸悶等，都是孤單寂寞感強烈的人常有的抱怨。易感孤單的人，隨手按壓心包經上面的一些穴位，都會有種悶悶痛痛的感覺。

寧靜的夜晚，讓我們一起打開心包經，化解藍瘦香菇、心痛的感覺好嗎？

雪地天使飛高高

一、面朝上，橫躺在床上，然後將頭稍微超出床緣，讓脖子放鬆，頭下垂。此時將手置於身體兩側，手心向上，身體全身放鬆。

二、吸氣時，以胸口為圓心，將雙手慢慢向兩側平移，往左右完整地畫兩個半圓，直到手臂接近耳朵為止，以此動作打開胸腔深吸一口大氣。呼氣時，再將雙手遠離慢慢耳朵，直到手臂又回到身體兩側。

三、就像大人小孩都愛玩的 Snow Angel，躺在雪地上畫天使般，只要做七次心包經的展開，七次忘我的深呼吸，就能讓低落的情緒，如孤單、寂寞、無助、沒自信，慢慢遠離身體，沒有累積，內臟就不會生病。

心花朵朵開

平日的不開心，隨時、隨地，都馬上用「心花朵朵開」來化解。

一、將手的大拇指和中指拈指成一個圈，然後左右兩個指圈互套在一起。

二、以胸口為圓心，指圈輕輕地在胸前旋轉，小圓或大圓都可以，不規則的圓圈也無所謂。

三、手動的同時，讓身體跟著一起放鬆搖擺，把心包經的悶氣化解成一縷青煙，飄走無痕跡。

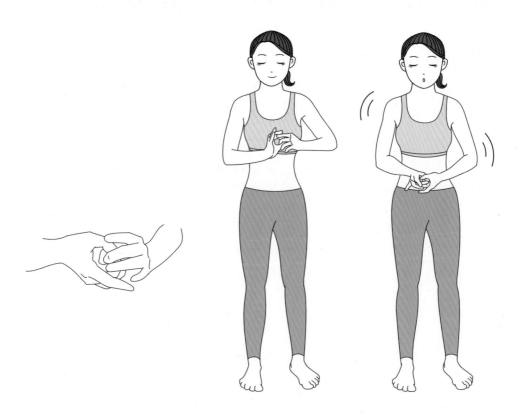

❦❦ 心包經穴位按摩 ❦❦

穴位就是氣的出入口，好氣、壞氣都是。所以，我們要讓好的氣進入體內，壞的氣藉由穴位排出。心包經的穴位可以解除心情低氣壓和孤獨感，晚餐後、睡覺前，可以適時地按摩心包經的經絡和穴位。

心包經起於胸中，第一個體表穴位是天池穴，終點穴位為中衝穴。如果要做整條經絡的按摩很簡單，可以由左右腋下、經過手肘內側正中央，一路揉到手腕、掌心，然後到達左右手中指尖。再吐幾口氣，保證讓妳心情輕鬆。

天池穴

心包經的天池穴尤其重要，很多情緒的廢氣，可以從天池穴散發。天池穴在乳頭旁開拇指寬，約腋下四橫指，最柔軟無骨的地方，可以直接用妳的三個指頭掐進去深按，然後快速放開。左邊的天池穴因為很接近心臟，所以按揉時，可以傳導訊息給心，讓心臟知道，我在愛妳唷！妳不是孤單的唷！

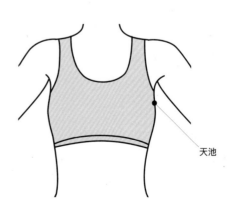

天池

勞宮穴

掌心的勞宮穴也是心包經的大氣口，例如在白天，全世界沒有人了解我的孤獨感來襲，又不方便按壓天池穴的人兒，可以用一手的拇指按壓另一隻手的掌心，勞宮穴就在掌心正中間。身體敏感度高的人，一定可以感到心裡那些亂糟糟、無名的情緒，彷彿化作一股熱氣，從掌心發散出去。

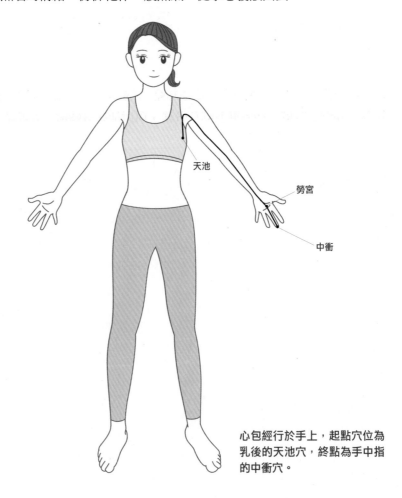

心包經行於手上，起點穴位為乳後的天池穴，終點為手中指的中衝穴。

❦❦ 心包經茶飲 ❦❦

舒氣花草茶

要將孤單寂寞的失落感趕走，除了在經絡上要紓解心包經的鬱悶外，也要對內在的臟腑肺和肝給予滋潤。肺氣不舒，胸口悶，呼吸不給力。肝氣不舒，則身體緊，心情不美麗。

舒氣花草茶成分為：白菊三克、麥冬九克、紫蘇葉一至二克、陳皮一至二克。以熱水沖泡成茶飲，約浸泡五到八分鐘，可以加些許蜂蜜、冰糖調和，即可享用。

白菊清熱，麥冬清心除煩，紫蘇葉舒心解鬱，陳皮寬胸理氣，可以趕走低落的心情。

醫女的叮嚀

醫女要幫「荷小姐」講句公道話。雖說荷爾蒙這四十年來常常吹皺妳
一池春水，搞得妳心情特不爽的，但沒有了「荷小姐」，那些青春歲
月，談戀愛的美好時光，生兒育女的滿足幸福，也都會變得黯然無味。
沒有了荷爾蒙，少女的皮膚不會那麼美，見到心儀的男生時不會放電，
也不會想為男人生一個娃了。

女人美麗的頭髮、皮膚、身材、胸部，都是荷爾蒙充足時帶來的好處，
君不見很多人失去了「荷小姐」，還要花錢吃藥打針，急於苦苦追回
嗎？所以戀愛時戀愛，分手時分手吧！不要相見時哀怨，分離時懷念，
讓我們珍惜與「荷小姐」相處的每一刻，然後更年期到了，可以特平
靜地說掰掰喔～

P.S. 不要問我那男子呢？男子也有荷爾蒙、更年期不是嗎？我不想談。
    因為明天我月經來。就醬。

#顯示為不爽中
#就荷爾蒙的錯
#攤手

傲嬌女

女人胡鬧真有理，作亂源自荷爾蒙
情緒動盪心不安，三焦顧好天下平

晚上 09-11 時／亥時／手少陽三焦經

三焦者。決瀆之官。水道出焉。
在身體是神經系統、內分泌與荷爾蒙

外表
女人味十足的女子

個性
情緒豐富，表情多
反應快，相處不無聊

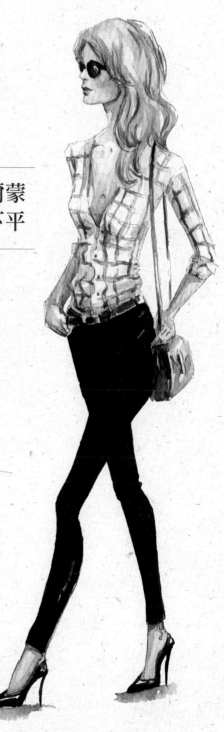

每天晚上九點開始，我們的身體就進入「手少陽三焦經」（簡稱「三焦經」）的巡行，一直到十一點，才走出三焦經，進入下一個經絡的巡行。在這短短的兩個小時裡，三焦經是最忙碌，氣血最活躍的時候，所以三焦經氣血旺的人，此時宜早早上床，忙著「做小人」，增產報國！而三焦經虛弱的人雖然也在床上，卻啥也做不了，別說滾床單生孩子，話都沒講幾句就睡死了。

女人的月經、排卵、懷孕和停經，這些與神經系統、內分泌、荷爾蒙緊密相關的生理活動，在中醫經絡理論裡，都歸三焦經主管，而三焦經的巡行時間，就是晚上九到十一時。荷爾蒙順了，女性生殖系統如子宮、卵巢等，會顯得健康順暢無比。

三焦經起於無名指尖外端的關衝穴，並向上沿手背循行，經過腕部、手臂及肩膀處，並於肩膀處分為兩支脈。其一支脈進入體內胸部，經過心包、橫膈膜，並聯繫上焦、中焦及下焦，另一支脈則向上循行於頸部側面，繞過耳部及面部，最後達於眉毛外側的絲竹空穴。三焦經從手走胸，主管身體裡大大小小的神經元（見第一四八頁）。

三焦經這條經絡，不像其他的經絡，有一實際的臟腑名，如脾經、腎經、肝經。所謂「三焦」，是中醫臟腑裡的專有名詞，也就是將人體的軀幹分成上、中、下三部，心肺屬上焦，脾胃屬中焦，肝膽腎膀胱子宮屬下焦。主管溝通、聯絡這三個部分的就是「三焦」這個臟腑，它被歸為「五臟六腑」裡面的「六腑」：膽、胃、小腸、大腸、膀胱、三焦。

《黃帝內經》說：「三焦者，決瀆之官，水道出焉。」三焦經主要是管神經系統、內分泌、荷爾蒙。神經細胞、體液、內分泌、荷爾蒙都是水道中的物質，如果氾濫過量，或者阻塞不通，或者缺水了，就會決堤或乾涸。三焦做為整體代謝的學說，舉凡身體壓力的調節，氣的運行，都要透過三焦經這個總管來運籌帷幄。調節荷爾蒙最有力的經絡，就是三焦經。

女人不是情緒的動物，女人是荷爾蒙的動物

我常這麼比喻，女人的體內，同時住著大嬸和小姐，「情大嬸」專管情緒，非常敏感；「荷小姐」妖嬌美麗，只要荷爾蒙旺盛，就更加性感。這兩個女人相安無事倒好，偏偏她們總是相愛相殺。

荷小姐總是主宰一切，緊緊招著情大嬸的脖子，控制情緒的高低起伏。偏偏女人又不能沒有荷小姐，畢竟，女人的美麗動人，都要靠荷小姐啊！而身體的許多滋養，也要靠荷小姐提供。更科學地來說，女人的情緒波動，都是因為荷爾蒙作亂的關係。

常常會聽到人家形容：「這個女人簡直是歇斯底里！」而沒有一個男人被這樣稱呼。為什麼？「歇斯底里」這個名詞的緣起很古老，西元前的現代醫學之父希波克拉底 Hippocrates，就是為「歇斯底里」（Hysteria）這個病症命名的醫師。他將「歇斯底里」定義成有子宮的人才會患的病，而「歇斯底里」是從醫學術語 Hysteria 音譯而來的，Hysteria 源自希臘語 hystéra，也就是「子宮」的意思。

柏拉圖曾說，如果沒有性行為及無法生小孩，子宮將會陷入哀傷和悲慘的狀態。亞里斯多德和希波克拉底皆贊同此論，後來希波克拉底更將女人的「子宮」做為此病的名稱。一直到二千多年後，一九八〇年代，「歇斯底里」這個病名才從醫學診斷手冊中被刪除。

到底沒有性行為和無法生小孩，女人會不會哀傷和慘痛？好啦，沒有性行為是會哀傷啦！但是沒有子宮，女人才是真的會陷入慘痛。女人荷爾蒙的出口和終點站是子宮，而我們口中講的子宮，常常並不是只指子宮這個單一器官，而是講的是整組生殖系統，包括卵巢、輸卵管、子宮、陰道。有女人因病「整組害了了」，而將子宮及附件全部切除，也有女人是因故拿掉子宮，而保留了卵巢、陰道的。這些沒有子宮的女人常常都有幻肢疼痛（Phantom Limb），也就是在摘除子宮後，覺得腹痛，沈重，空洞感，但卻檢查不出任何病因。這種病痛的感覺，還真的比「歇斯底里」令人心疼，真的不好治。

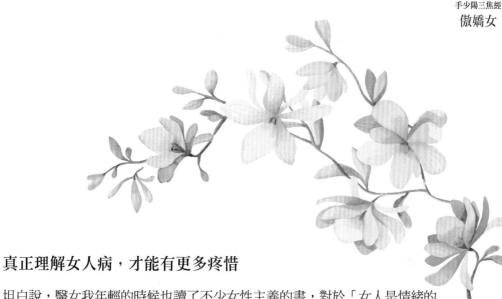

真正理解女人病，才能有更多疼惜

坦白說，醫女我年輕的時候也讀了不少女性主義的書，對於「女人是情緒的動物」這種話，深深地不以為然。明明我們也是理性的，是會控制情緒的，憑什麼這樣批評女人！然而，隨著年齡增長，見識廣了，從法律轉行讀中醫，在人來人往的醫界人生裡，終於明白，女人真的是（受）情緒（控制）的動物啊！但這對女人絕對不是負面批評，而是一種更真實深刻的理解，當我們理解荷爾蒙會造成女性的情緒波動，就可以找到解方，也更可以體諒女性多變的情緒了。

另外，我也要在這邊說明「婦女病」與「女人病」的不同。在中西醫裡，「婦女病」指的是異常的生理現象或是病理狀態，中醫有所謂經、帶、胎、產。「經」指的月經不規則、月經遲緩、閉經等等；「帶」指的是女性白帶、黃帶、青赤帶等等；「胎」指的是無法排卵、無法懷孕、無法正常受孕、胎兒有異常等等；「產」指的是早產、遲產、小產、難產等等。

「女人病」指的卻是因為身體裡的「荷小姐」激素來亂，雌激素、雄激素、孕激素、動情激素、黃體素等等，不一定要達到讓「情大嬸」歇斯底里的地

步，卻常搞得我們女人心情七上八下，忐忑不安，但是生理上的經、帶、胎、產，檢查後都沒有問題，這就是「女人病」。

還記不記得小時候第一次月經來，中文叫做初潮，我們惶惶不安嚇哭了，又因為流血羞愧而哭。任憑媽媽的軟語安慰，還是止不住唏哩嘩啦的淚水。

長大一點，月經來時肚子總是一陣一陣地痛，大熱天坐在教室裡卻飆冷汗，女同學看到我嘴唇發白都嚇得手足無措。

更大一些，月經來臨前那幾天，看什麼事都不順眼，男朋友遲到五分鐘就像遲到了一萬年，取笑我的新髮型也可以讓我淚流滿面，等到一進廁所，看見流下來的血才恍然大悟，喔～原來是那個來了。

弄懂出沒期，掌控女人病

在我們長長的一生裡，會受女人病出沒影響而出現深淺不一的惱人症狀者，通常有幾個時間點，且讓醫女我為妳說分明。

排卵期

很多女人都曾告訴我這樣的私密感受：每個月排卵期會忽然情慾高漲，晚餐時不自覺地一直和老公發嗲，見到小鮮肉忽然肉慾了起來。這真的不是妳天性淫亂，是「荷小姐」啦！人際關係專家說，女人排卵期最適合去面試或相

親，因為我們此刻完全展現女人最好的一面，為了勾引異性產生下一代，動情激素爆表。排卵這兩天是一個月中最美麗的時候，皮膚水嫩發亮，講話會充滿「雌性」，光彩得不要不要的！

L太太就是這樣不小心懷了兩個孩子，話說三十多歲才結婚的她，本來早就跟老公商量好了，兩人都要專心工作，沒有小孩是最好。沒想到工作能力很強的她，卻在身體上毫不在意，連排卵期都不會算。就這樣，每次月經結束後五六天，L太太就覺得自己怎麼會這麼想愛愛，平日老公總是抱怨她性冷淡，寧可抱書上床也不想抱老公上床，只有這兩天，老公又驚又喜嬌妻自己投懷送抱。啊～原來是排卵期的福利。

月經前

那更多女人經歷的PMS經前症候群（Premenstrual Syndrome）是怎回事？BJ4不解釋，就是情緒好敏感！排卵期的卵子沒有受孕落空了，激素又開始起變化，要叫月經回來工作了。於是激素交接的同時，出現了各式各樣的症狀，包括長痘痘、乳房脹痛敏感、腹脹、水腫、疲倦、易怒、情緒變化大，這樣的情形會發生在月經前的幾天，有時要長達一週，月經才會光臨。根據統計，百分之八十有月經的育齡婦女，都有PMS的經驗，所以囉～月經前一點小事就落淚，一點不滿就抓狂，不是少數女人的專利，此刻真的要在冰箱上貼標語，警告男友、老公閃一邊去！

C 小姐因為月經不順前來求診，三十多歲的她有一張娃娃臉，怎麼看都像高中生一枚。每個月月經來之前，都會手腳水腫、情緒煩躁，男友都會說：「妳那個快要來了喔？」不說還好，一說 C 小姐更氣，「我也不想這樣好不好？」然而月經一來，又會馬上變成平日那個活潑不拘小節的她。C 小姐也好困擾，說要想辦法請中醫調一調，因為這樣等於一個月中，有四分之一的時間在不爽，實在太磨損兩人之間的關係了。

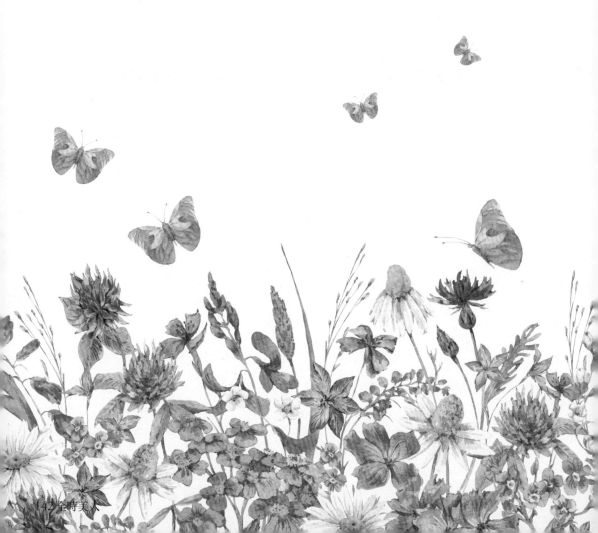

更年期

更年期整個不爽 94 狂？更年期的熟女最常被形容為「歇斯底里」，這真的要好好解釋消停一番。更年期指的是雌激素近乎零，女人不再排卵，於是月經完全停止不再來。更年期停經屬自然生理現象，通常都發生在四十五到五十五歲之間，如果這年齡層之中有些女人月經還愛來不來的，或者偶爾一個月來兩次或半年才來一次的，都還只是「前更年期」。我雖稱更年期女性是「熟女」，但新聞媒體卻叫四、五十歲的我們為「老婦人」。聽清楚喔！是老婦人，不是中年婦女。的確，據人體生理學定義，更年期一來就標誌著老之將至，不能排卵生蛋的，當然就是老女人了。更年期來臨，讓我們女人青春美麗的「荷小姐」搞失蹤，緊接著自律神經也失調，所以容易心悸、潮熱、盜汗、失眠、皮膚乾燥、偏頭痛、注意力不集中、情緒不穩定，搞得我們很躁鬱。

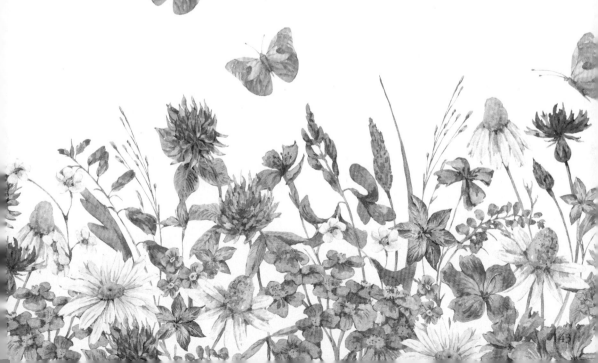

Ｙ美女今年不到四十五歲，停經已經兩年餘。從事時尚工作的她，每年都要飛好幾趟歐美，臉書上常常看到她在米蘭或紐約採購的身影，和設計師開會、喝香檳配水果盤，身旁的朋友都要羨慕死了。沒錯，妳看到的就是全部，喝香檳吃水果，這就是她在歐洲每天吃的食物，只有這麼多，沒有更多。時尚這一行的嚴苛要求，加上忙碌的工作時程，讓她銷骨削肉瘦瘦瘦到不行，表面上卻很美麗。營養不良的她，身體被迫提早進入更年期，只要沒有睡飽，整天就煩躁不安，「情大嬸」一旦上身，飛機誤點也要跟地勤發脾氣，旅館沒有大床也要朝櫃台小姐咆哮。心情不佳時只能吃草（沙拉），或者喝一杯像鼻胃管灌食的罐頭奶（高蛋白）。

時序倒退回二十世紀，以往女性生育的早，不到二十歲就懷孕生產，所以寶貝孩子長大了，十四、十五歲青春期叛逆時，媽媽也大約才三十幾，還有體力全心應付。現今的女人晚生育，我們好姐妹，也就是《戰鬥媽媽的餐桌與家書》的作者王南琦說得好：「已近更年期的我，對上正在青春期的女兒，簡直就是兩個荷爾蒙失調的女人在大戰。」家族女人荷爾蒙之亂，比一個人的更年期還要悲慘！憂國傷民倒是談不上，但悲春傷秋的事卻是每天都重複上演，哎唷～老了裡裡外外都乾巴巴好難受。

要避免荷爾蒙小姐作亂又不想吃藥，最好的方法就是調理三焦經，一旦調節荷爾蒙最有力的三焦經順暢了，荷小姐開心，情大嬸歡喜，天下自然太平！

⤜⤜ 三焦經瑜伽 ⤛⤛

每天晚上的九到十一時，正是要轉換情緒，將白天亢奮的腦子轉速調慢，準備夜晚安詳入睡的時刻。此時進行舒緩的經絡瑜伽，不僅可以讓神經放鬆，荷爾蒙、內分泌順暢運行，還可以增進睡眠品質。好啦！我知道此時是上網、上臉書的美好時光，但是如果妳容易在每天的此時感覺弱弱的，真的建議妳在九點之後放下手機和遠離電腦，避開輻射和電磁波，做十分鐘的三焦經瑜伽。尤其是有 PMS 經前症候群的小姐們，月經來之前的一週，更是調整三焦經的好時機。

⤜ 醫女溫馨提醒 ⤛

想要懷孕的女生，不要只吃中藥調理臟腑，許多的研究不就顯示了嗎？壓力真的會造成不孕不育，每天十分鐘三焦經瑜伽，放鬆妳的神經內分泌系統，召喚「荷小姐」上身，省妳人工受孕好多錢、好多苦！

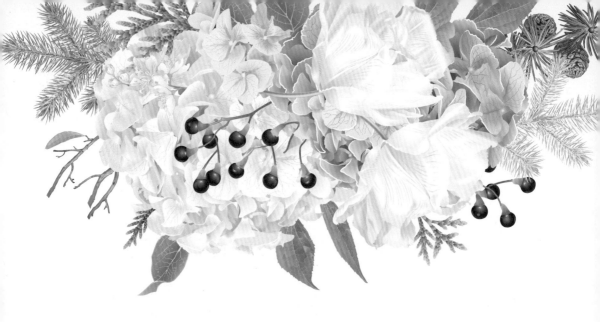

美少女戰士

我最愛三焦經的瑜伽了，超級療癒的美少女戰士！

一、找出三焦經的外關穴所在，在手背腕關節橫紋處上三橫指，橈骨和尺骨
　　兩骨之間，按下去會痠脹的地方。

二、左右手外關碰外關，將雙手貼好，然後筆直向前推，身體脊椎挺直，頭
　　向上抬四十五度，好像美少女戰士一樣，驕傲地說：「我要代替月亮來
　　懲罰（幫助）妳！」

三、動作維持三十秒，再雙手一起收回休息，手都不要打開喔！推送出去的
　　時候吐氣到底，收回的時候深吸一口氣，如此重複七次。

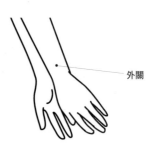

外關

美人魚姿

瑜伽裡的魚式，也很適合安撫心情錯亂的情大嬸和荷小姐。

一、平躺面朝上，雙腳併攏伸直，或腳掌心相對呈三角形皆可。

二、以頭和臀部為支點，慢慢將上半身向上挺起，腰部離地，肩膀離地，但
　　臀部和頭頂仍點地。意想身體裡有一股氣從小腹子宮處向上走，經過肚
　　臍、胸口、喉嚨、眉心、到頭頂衝出。這股氣只有一個方向，沒有來回。

三、一個挺身，可以讓體內之氣向上走五趟，再將身體放鬆平躺休息三十秒。

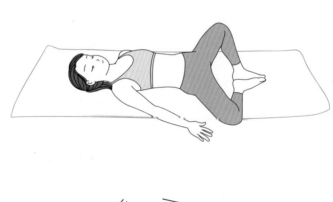

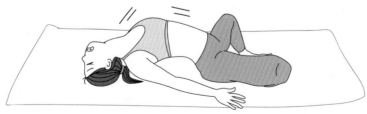

✦ 三焦經穴位按摩 ✦

如果白天沒時間玩美少女戰士或美人魚姿，那麼按揉前臂的外關穴，和耳後的翳風穴也是不錯滴。

外關穴：在手掌背面腕關節橫紋處上三橫指，橈骨和尺骨兩骨之間，用大拇指深壓然後放鬆，穴位按對了會有痠脹感。

翳風穴：找到妳的耳垂，順著耳垂往下壓向頭顱，耳後的這個骨頭凹陷處，就是翳風穴。出動食指指節，打一個勾勾狀，然後朝頭顱內方向施壓，這裡很痠，很難忘。

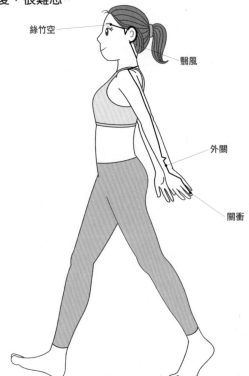

絲竹空

翳風

外關

關衝

三焦經起於無名指尖外端
的關衝穴，最後止於眉毛
外側的絲竹空穴。

三焦經茶飲

萬福金安荷小姐（孕婦不能喔）

玫瑰絕對是調整荷爾蒙的首選！另外像茉莉花、薰衣草，或者中藥裡的當歸、香附、梔子、月季花，也都很能安撫「荷小姐」。

玫瑰花瓣（花苞亦可）九克、茉莉花六克、薰衣草三克、當歸三克、約一千西西的水，用茶壺沖泡，可沖成三小杯，一天內服用完畢。

經痛、月經不順的女生可服用，但月經量過多的女生，最好詢問過妳的中醫師後才可使用。

醫女的叮嚀

我知道，我知道，女生們都喜歡女孩子氣一點，女人們也都喜歡溫柔一點（有嗎？）所以講到陽剛之氣的膽經，雄壯威武的膽經瑜伽，好像興趣缺缺。其實中醫談陰陽太極，講人體時談的是陰中有陽，陽中有陰，陰陽並濟才是一個完整的個體。而中醫對於人體的陰陽，更進一步地談陰生陽長，陽生陰長，陰陽一點也不對立，反而互相扶持，有如夫妻相處之道，或者男神＋女神＝完美結合。

膽經 B 咖女的陰氣過盛、陽氣不足時，不知道自己的本領有多大，就算被證明了，也都是先自我懷疑。安靜低調，默默耕耘，當一名陪襯的配角，一直是膽經 B 咖女的特色，她從來都不期待自己有被看見的那一天。

但是不想被看見的 B 咖女，精神力尚弱的膽經女，不妨有時走出陰暗角落，曬曬太陽，大吼一聲，讓自己得到一點舞台和燈光吧！站在人家背後是很有安全感，但也不要委屈了自己，知道嗎？這樣子醫女是會心疼妳們的！用膽經茶飲把自己的身體養瘦的同時，記得精氣血要養壯，精神力要養堅強喔！

B 咖女

沒膽不是形容詞，膽經虛弱最怕鬼
子時乖乖滾上床，膽子強大氣場強

晚上 11 時 - 凌晨 01 時／子時／足少陽膽經

膽者。中正之官。決斷出焉。

在身體是膽肝、血量與膽量。

外表

屬於較圓身，大腿較厚的女子

個性

個性隨和，害羞內向
斯文秀氣，最佳女配角

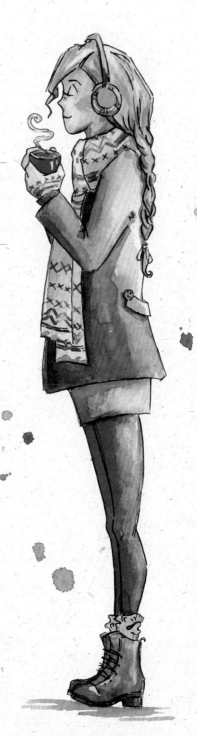

子時，是每天晚上的十一點到一點，是萬籟俱寂、萬物潛沉的時刻。子時是今日與明日的交界，也是一天的陰陽轉換，雖然對人們來說，是天地間一天中最陰暗的時候，但也代表著準備要跨出一個陰，走向下一個陽的循環。陰陽復始，萬象更新，這件事不只發生在一年的開頭，也發生在每天黑暗和黎明交替之時，太陽準備升起之前的時光，從無到有，從零到一，一天的一切起源於子時。

子時和午時，剛好是時鐘上的兩個正對面，一個是陽氣最虛的時刻，一個屬陽氣最旺的時辰。子午流注裡，一天中最陰的子時，是由斯斯文文的「足少陽膽經」（簡稱「膽經」）擔當大任。膽經起於眼外角的瞳子髎穴，走頭部側面上抵頭頂下達耳後，再到肩上入缺盆。向下沿胸側，到臀部大腿外側，一直到腿背，最終止於四、五趾間的足竅陰穴（見第一五九頁）。

美人兒都知道，美容覺是從十一點開始上床才算數。為什麼是十一點？而不是十點？或十二點呢？就是因為從無到有，從零到一的這個子時。子時十一點關燈就寢，有說不盡的好處：不僅讓各個臟腑能夠好好休養生息歸零，氣血循環順暢如一，尤其要緊的是，讓膽經能夠好好的重新充電，準備明日再次出發。

膽經喜安靜，安靜的夜晚讓膽經攤平了睡，膽經才好調整陰陽、血氣和消化系統。膽經強壯，代表一個人氣場穩定，膽經氣血不足的人，容易膽小驚慌，睡覺時喜歡蜷曲著像蝦子，或者在子時容易惡夢連連，或突然無故地夜半驚醒。膽經虛弱的人，半夜只要有窗簾被風吹動，或者瞥見鏡子裡的自己，都

會被嚇破膽，無處不是鬼影幢幢。就是一般人說的膽小怕黑、膽小怕鬼。

調理膽經，*B*咖女也能殺遍四方

劉家小妹就是個膽小鬼。相差兩歲的兄妹，從小哥哥睡覺都是一頭倒下即睡，隔天太陽曬屁股了，還非得要製造高分貝噪音，才能把他挖起床。而劉家小妹睡不沉、睡不穩、夜半一點風吹草動就驚醒，晚上起床尿尿還會嚇到自己，磨牙、說夢話、作夢作得像恐怖片。

哥哥自小表現聰明又會說話，老二的她永遠都顯得反應慢、木訥一些。在學校裡，劉家小妹一直都很低調不被注意，一向自覺平庸的她，某次數學考了滿分，還直說是老師算錯了，連自己都不敢相信。青少年發育時，小女生開始長胸部了，駝背也就更明顯了，我問十二歲的她，要不要吃中藥轉骨增高，她竟然回答：「我的閨蜜都沒有我高，我才不要太明顯。」結果一年後，閨蜜都已經高她半個頭了，她才急著來向我求救。

從來都不會在班上、人群中成為焦點的劉家小妹，搬家之故高二時轉學了。從明星高中轉到普通高中之後，因為功課和補習時數都減少了，小女生晚上沒事做，只好每天「早早」十一點上床睡。膽氣養足了自然少做惡夢，學業壓力減輕睡眠品質也變好，她平凡的成績，忽然上升到全校第二名！第一次老師在發英文和數學高分考卷時，班上對這位新同學瞪大了眼睛，全體拍手叫好、歡聲雷動，這位東方女孩從此紅遍整個年級，有人想與她交朋友，有人想找她家教，劉家小妹受到不可思議的愛戴。

笑笑地、從來不主動說話、也不敢出頭或出主意的她，得到應有的掌聲和尊重之後，底氣忽然足了，膽氣也大幅提升，順利考上心目中的第二志願大學後，主動加入社團，成為姐妹會的一員，還同時受到好幾位男生的追求，少女氣息完整大噴發，整個人都亮眼了。她還是一樣個性很隨和，笑容很燦爛，但是那份自信與成熟度，是膽氣不足時所無法看見的。

圓滾白胖，微胖女神耐心對付膽經

B 小姐是家中唯一的女兒，從小就被父母捧在手心裡呵護，吃喝都是最好的，讀書也是送到最好的私立女校。家裡兄弟惹事都是一陣喊打，唯有 B 小姐，每每父母都要軟語慰藉，怕傷了她一根頭髮。講到那頭長髮，大學時期她的那頭長髮簡直是美得不要不要的，走在她後面的無論男女，都直喊眼睛戀愛了。然而出了社會開始工作，白髮長得比任何同齡的女子都還要多。所以那一頭長髮只好三個月染黑一次，就怕和她的白皙肌膚不相稱。

B 小姐是個不疾不徐的女子，安靜的外表還搭配著輕聲細語。和朋友下午約見，上午就會早起，想想今天要穿什麼，然後從洗衣、烘衣、到燙衣，選擇首飾配件和化妝，通常就要花一整個上午的時間。週末閒暇時煮一道菜，從切菜到上桌，準備三小時算是快的。講話非常非常小聲的她，妳看到的就是兩片嘴唇在動，不讀唇語的人真的只能將耳朵湊上去才聽得清。

開始工作那幾年，B 小姐持續發胖，每年胖一兩公斤，不到三十歲，已經從一穠纖合度的小姐變成一圓筒狀的胖子了。吃得少且不運動，加上沒有二十

歲時旺盛的新陳代謝率，
B小姐的手臂、肩膀、肚
子、大腿迅速的長肉，腦
子特好的她卻沒有一點運
動細胞也不願運動，只能一籌莫展地任其發展。

斯文、內向，常常是膽經女的個性和特色。在身體上，體形偏向渾圓，相較於其他部位，大腿特別容易顯得粗壯。另外頭髮少白也常常是膽經女的外貌表徵。身體血氣不足時，尤其是膽經缺血，頭髮容易一根一根的全白，或者下半段仍黑但上半段長新的已變特白，還有就是在頭部兩側鬢髮發白，總之就是明顯的白，和混雜的白頭髮不太一樣。

膽經女很難減肥，美食當前，毫無定力。累的時候、心煩的時候，絕對是先想到要吃一頓好的來犒賞自己。膽經女吃東西慢慢的，一小口一小口的吃，像小老鼠一樣，是因為她們的消化系統也不太好，吃太快就容易脹氣、消化不良。膽經女的身型容易脂肪囤積，就算不胖，也是圓圓潤潤的，腰部、大腿和臀部特別容易橫生脂肪，絕不骨感。

由於膽經是一條很忠心也很溫馴的經絡，就像B咖女，是很安靜且不愛出風頭的一條經絡。所以女孩們需要溫柔地、堅定地、持續不懈地給膽經打氣補血。氣血足了，身體循環和新陳代謝就會改善，而不能用急就章的法子。就像我們都知道，身體上最難減肥的部位就是腰、腿、臀，所以有耐心、有毅力，是幫助膽經不二法門。

敲打膽經，膽小女也能雄壯威武

足少陽膽經起於外眼角的瞳子髎穴，止於第四、五趾間的足竅陰穴，從頭到腳，走在身體和腿部的外側，也就是屬於身體的陽面，所以增加膽經的陽氣是很重要的。

除了晚上十一點好好上床睡覺，讓膽經好好充電之外，早上起床時，對於這位忠厚老實、木訥誠懇的膽經，我們需要幫忙壯一點膽，所以雄壯威武的動作特別適合膽經女。

有些經絡瑜伽適合在該當令時辰裡進行，但膽經不要啊！凌晨十二點的夜半瑜伽，聽起來就不怎麼理想好嗎？我們可以選擇上午早點起，充足的睡眠（陰）加上適度的陽光（陽），是最好進行膽經瑜伽的時機。

在晨起溫和的陽光下，或室內明亮處，用自己的空掌或空拳敲打膽經，最符合足「少陽」膽經的概念：有陽，少少的陽，即是膽經適當的陽。

讓我們從頭部側面開始，進行有氧拍打，正好活化腦細胞，然後一路從身體外側向下，拍打到脖子、脅肋、及腰部，進而活化脂肪細胞（減肥的女生顯示為開心）！

頭的側面剛好有一圈又一圈的膽經穴位，複雜得很，但拍打很簡單，一個巴掌就可以涵蓋到好幾個穴位，就挑頭面部兩側頭髮覆蓋的地方進行就好。如何做呢？在頭部及頸部左側的膽經，就用左手的空掌拍打，但拍打下到脅肋和腰部時，就可以換右手的空掌拍打比較順暢。另一側亦然。左側或右側最好分開進行喔，不然兩手一起左右開攻，感覺非常有腦震盪的畫面。

腰部以下的膽經，就是我們要畫～重～點～的地方了！記得我上面說的，膽經在腰部、臀部、大腿處最容易長贅肉？所以 B 咖女孩們，還有 A 咖女、C 咖女全部一起上吧。從腰部以下開始，從臀部的環跳穴，一直到腳踝的丘墟穴，用雙手握空拳，在身體兩側敲打左右膽經，直到足背為止。腰部以下敬請兩側同時開工，這非常有勁！

在陽光和煦的早晨，對著太陽做幾個深呼吸，專心地愛身體、敲膽經，把怯弱害怕的自己都敲跑吧，膽經養好，絕對容光煥發，精神抖擻。

❧❧ 膽經瑜伽 ❦❦

瑜伽裡常見的勇士姿，以及各種勇士變化式，也是疏通膽經、增加陽氣的好法子。

勇士姿一

一、站立，雙手自然下垂，一腳大跨步向前半屈膝半蹲，往前跨眛用力踩地，喊一聲「轟」。另一腳則伸直向後，腳掌完整抓地。

二、雙手高舉過頭，成為身體的延伸，兩手心相對，指尖朝天。

三、將身體上下盡力伸展，前後腳打開至最遠，是一個穩穩地、有氣勢的姿態。雄壯威武的姿勢加音量，膽經就壯膽開心了，如此換腳數次至全身發熱通暢為止。

勇士姿二

一、站立,雙手自然下垂,左腳向左跨一大步向側屈膝,腳尖向左,右腳打直,腳掌抓地,此時兩腳掌互呈九十度垂直。

二、原本面向前方的身體,順勢轉向左側,然後左右手平舉與肩成一直線,手心向下,此時身體與下半身也呈十字狀九十度。

三、身體完全轉向左站穩之後,再將雙手一樣高舉過頭,指尖朝天,手心相對。身體上下、前後、左右開展至最大,就是最好的膽經瑜伽。

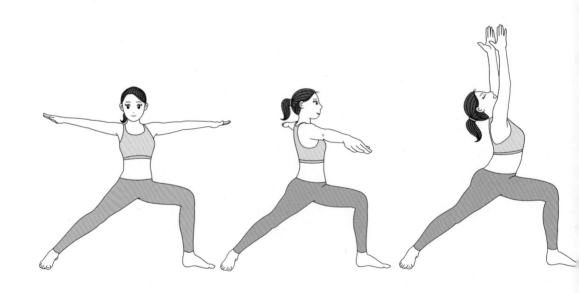

⇉⇉ 膽經穴位按摩 ⇇⇇

位於膽經上的穴位，多數都是感覺強烈、事半功倍的好穴位們！所以，B咖
女們要加強的按摩，按揉起來也會比其他穴位更有感，反應更激動喔！各位
千萬不要手軟，持之以恆的刺激，絕對換來有按就有瘦的成就感。（關鍵字
出現了）！

率谷穴：容易偏頭痛、面部浮腫的女生，不要只揉太陽穴，率谷穴感覺更到
　　　　位喔。率谷穴位於耳尖直上入髮際兩橫指處，沒錯，就在頭髮裡。

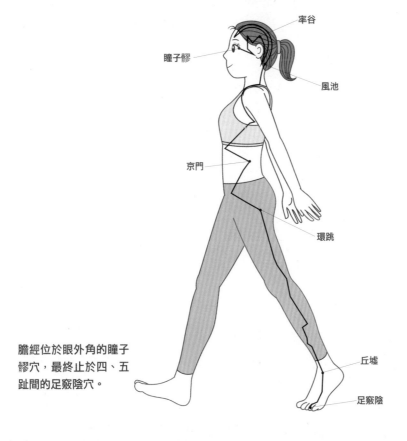

膽經位於眼外角的瞳子
髎穴，最終止於四、五
趾間的足竅陰穴。

風池穴：脖子僵硬？容易過敏？頭髮少白？多揉醫女的愛穴風池穴。風池穴位於脖子後枕骨下兩側凹陷處，也就是兩側耳垂的連線上，距離頭部中心線旁開兩橫指寬的距離。或者以雙手掌心貼住耳朵，十指自然張開抱頭，拇指所在位置往上推，在脖子與髮際的交接處左右各有一凹陷處即是。

京門穴：膽子不大，彎腰駝背，腰部肥肉多，沒事多照顧京門穴喔。京門側腰部，第十二肋游離端下方凹陷處。也就是妳摸摸側腰部，往上摸到的第一根肋骨是只有一半沒有連成一圈的，就是第十二肋。

環跳穴：臀部寬，大腿外擴，找環跳穴！對於坐骨神經痛，腰腿無力，也是很英勇！側臥，屈膝，用大拇指找到臀部跟大腿骨銜接處的活動關節，再向內上方找尋，用指尖按會痠痛腫脹的地方即是環跳穴。

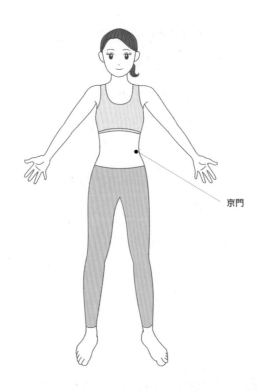

京門

➤➤ 膽經茶飲 ⯇⯇

大膽瘦身茶

川芎和桂枝這兩位是中藥界的最佳女配角，川芎的藥性走頭部，桂枝的藥性走全身，這兩位常常在其他的中藥搭配裡起著 B 咖女的作用，協助溫經通陽又補氣。**川芎六克，桂枝三克，再加紅棗七枚、何首烏六克、杜仲十二克，**可以讓頭髮烏黑變年輕，加強消化代謝，養生又減肥（後面兩字畫重點）。

大膽香氛（外用）

壯壯的小腿是我們人體的第二個心臟，所以一定要照顧好；而胖胖的大腿其實是陽虛，很需要我們的安慰。可以消水腫、消脂肪的中藥有以下幾位，拿來做成足浴包，泡腳、發汗、利水剛剛好。

花椒、辣椒、羌活、獨活、益母草、桂枝、川芎、蒼朮，以上各十二克，裝在棉布袋裡先用熱水煮開，再加冷水成為溫熱之足浴泡腳。

大腿的橘皮組織多，泡完腳後可以用絲瓜布搓一搓大腿和小腿皮膚，不僅可以去角質，還可刺激表皮細胞代謝再生，搓內側可以利淋巴，搓外側可以改善血液循環。

醫女的叮嚀

二十一世紀的開頭，女人都變了！女人們更有智慧、更積極、更活躍。經過十九、二十世紀近一百年，許多傑出敢喊聲的女性不斷地發言、筆戰、參與政治，促成了今日女性地位的提升，終於可與男性平起平坐，作為一個平權的「人」，再也不是「男人」或「女人」，如今女性的社會經濟政治地位，都有了充裕的自主權和選擇權。

其實女性主義並不張牙舞爪，真實的女性主義運動，就是要爭取更完整的自主權和選擇權，女人的聲音獲得尊重，女人的需求被看見，而不在於要求女性高人一等！妳可以「選擇」要不要結婚，而不是只是生孩子的工具；妳可以「選擇」要不要工作，或者做一名快樂的媽媽或家庭主婦。這些都是自由意志下的選擇，不再被家人、朋友、伴侶所定義。

我身旁的肝經超殺女，都是快樂並高壓地活著，常常都是身兼多職，想做的事好多呀！有時已經超出身體的負荷而不自知。我很開心妳們都能實現自己的夢想，構築自己的理想家庭或事業，但也不要忘了，我們女人不是鐵打的！噢不～我修正，我們人不是鐵打的！大家的腦袋瓜都這麼好，對於美好人生的想法也很多，大部分也都是可以實現的，但，能幹的聰明的女子們，可以不要全包嗎？適時地放慢腳步，是為了走更長更美好的路！

超殺女

肝經值班最好混，不要工作趕緊睡
人生別求第一名，快樂健康是王道

凌晨 01-03 時／丑時／足厥陰肝經

肝者。將軍之官。謀慮出焉。

肝主魂。肝主疏泄。

在身體是肝、女子之血、脅肋與睡眠

外表

多屬外型骨感、手足纖細的女子

個性

幹練、聰明、明快俐落

拼命三娘、有原則、有主見

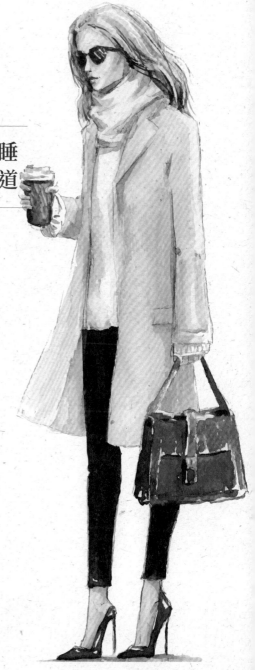

根據子午流注理論，每條經絡都有它當令的時辰，在該時辰中，它是值班生，班上所有同學都要聽他的話，讓它得到所有的注意力，叱吒風雲一下。白天有好多臟腑努力工作，那麼晚上呢？晚上值班的有三位，分別是十一點到一點的膽經、一點到三點的肝經，以及凌晨三點到五點的肺經。晚上的這三位同學，最需要的不是賣力演出，拜託更不要在這時候努力地做瑜伽養生，他們最需要的是睡一場好覺。

凌晨一點到三點值班的「足厥陰肝經」（簡稱「肝經」）是丑時老大。肝經起於足大趾近二趾的大敦穴，往上走小腿內側到大腿，經過外陰部到小腹，再到身體乳房下肋骨處的期門穴為止（見第一七二頁）。

對於膽、肝、肺來說，一天之中最美好的時光就是夜晚，夜晚是多麼的神聖而美妙！所以因為工作或種種原因需要逆時辰生活、晝伏夜出、日夜顛倒的人，身體真的更要小心保養！尤其是肝，《黃帝內經》都說了：「肝藏血」、「臥則血歸於肝」，臥寢時身上的血液才會回到肝臟進行過濾及再生，所以我們現在要先來聊聊我們的寶貝肝，聊聊我們若不睡美容覺，會對這位值班的肝同學造成多麼大的困擾。

睡眠多重要啊！人不是機器，不是鐵打的，沒有好的睡眠，就像手機忘了充電，第二天根本就是電力不足，一天下來精神不濟，等於白過了。若有足夠的睡眠時間和好的睡眠品質，不僅讓夜晚的膽肝肺可以順暢的休養生息，然後再繼續工作，其他相互配合演出的臟腑也會感激妳的。肝經的巡行時辰（清晨一到三點）會驚醒，或者容易做惡夢，都是說明了妳的肝不安穩、沒得休息。

那麼睡覺的時候，後半夜一到三點值班的肝同學，都在做些什麼或不做些什麼呢？其實肝同學管很寬的！肝同學可以很慵懶，也可以超幹練。慵懶的時候，就是夜半休息時；等休息充足了，就會變得超幹練，用女人來形容的話，也就是一種能幹、雞婆班長、超殺女的概念。

超瘦未必是好事，忙碌逼出脂肪肝

T女士是位瘦瘦高高的美女。雖然是單眼皮，薄嘴唇，但是組合起來卻不僅僅是東方美，那份氣質簡直就是中西通吃，她看似嬌柔，可骨子裡卻是大喇喇的，講話速度非常快，聊到高興時，會手舞足蹈地全身演出。此女路見不平，心裡絕不憋著，非常直爽的男人婆個性。她皮膚白皙，但兩頰有可愛的雀斑點點，臉上有著聰明、不服輸、好勝的神情，是個腦子反應快的超殺女。

　T女士雖然瘦可見骨，但一路碩士讀完結婚接著生兩孩子的節奏，又在亞洲美國兩地不斷遷徙，幾年未做健康檢查，竟然在去年查出有脂肪肝。外型瘦的骨感女生，怎麼會有脂肪肝啊！不只是她驚訝地說不出話，連她先生也說一定是醫檢報告有問題。可是，可是！這就是人蔘～（攤手）

我這幾年遇到前來門診的女生，有脂肪肝的幾乎一半都是瘦子！內臟脂肪和體脂肪不一樣，危險程度當然是內臟脂肪＞體脂肪，而內臟脂肪怎麼讓它變瘦變少變健康？除了飲食控制以外，吃藥是下策，最重要是運動！

「我不想要我的老公沒太太，孩子沒媽媽。」T女士說道。家庭主婦的她，飲食本就非常清淡，但一定要讓自己變健康的決心，讓她認真做足所有的功課，開始運動。手無縛雞之力的她，切一隻雞腿都嫌難，如今舉啞鈴、TRX

舉自己、舉五歲小孩，再也不費吹灰之力。一年下來，體脂肪從三十幾降到二十幾，內臟脂肪也穩定下修，順利擺脫脂肪肝的威脅。她自己得意地形容：「大腿內側、腰兩側、脅肋處的贅肉都不見了！」哈！那些地方恰恰就是肝經的所在。規律運動後，晚上也睡得很熟，再也不會半夜三點從床上驚醒，或者整晚做栩栩如生的惡夢。

退休未必能享福，肝氣淤滯不成眠

陸女士自名校畢業後，很快就找到如意郎君成婚了。陸女士是個很會考試的資優女，當公務員受到重用後，很快就升格成長官的祕書。因為父親的諄諄教誨，說是女人要掌握自己的經濟大權，在家庭裡才有話語權，所以婚後即使連續懷孕生子，都沒有放棄自己的工作。有著嚴肅公務員面容的她，懷三個孩子，三個孩子都讓她從早吐到晚，一吐就吐五個月不消停，懷孕的時候好辛苦好憂鬱，但她竟然也撐過來了（掌聲鼓勵鼓勵）！

傳說在單位裡，很多人都怕陸女士，覺得她做事不近人情，不懂通融，完全就是一個晚娘祕書的形象。不愛笑又愛蹙眉的她，沒事老愛不自覺地嘆氣，和她在同一辦公室的同事，總是搞不清楚她是人不舒服還是不高興，沒有人敢親近她。

現今已六十歲的她，終於從職場退休了，沒想到一退休，覺得自己老好快！臉上開始出現一片一片的色斑和肝斑，遠看就覺得膚色不均，乾燥暗沈。明明已經沒有公文要看了，但還是覺得胸口沉悶，脅肋刺痛，非得要用力嘆一口大氣才舒爽。

退休後，她整天翹腳看電視，早早睡早早起，但還是會半夜兩三點自動醒來，兩眼盯著天花板，想事情想到睡不著。而白天沒事呢，只要切兩個菜做一盅湯，就累得肩頸痠痛。

陸女士就是典型的「肝氣瘀滯」的女人，臉上容易長斑，易黑色素沉澱，哪怕不曬太陽都會長斑，脅肋刺痛或竄痛也是常見的典型症狀。白天肝血不夠用，肩頸處血液循環不佳而造成痠痛，而晚上肝經值班的一到三點，血不歸於肝，肝血庫存不足，自然眼睛睜開，腦子不停歇。

拚命三娘超殺女，肝臟受苦好悲催

從小在國外長大的獅子座女朋友L，嫁到極傳統的大家庭。聽她說她婆婆不是好惹的，生三個女兒被嫌沒生兒子；上班賺錢不會煮飯，也被嫌沒有好好照顧家庭。L家的家境不錯，並不需要她出門賺錢，通常很多女人會乾脆認輸，回家帶小孩，L可不來這套！不服輸的她不回嘴，但也不認命，生完三個女兒後，過了五年，她默默地把兒子老四給生了，也默默地看盡食譜書把中菜西菜都給學會了，甚至成了受歡迎的美食部落客，養有上萬名的鐵粉。她班照上，義工照做，還給自己找了時間鍛鍊身體，把生了四小孩後養出來的那幾十磅全給鏟了。

我只消掐指一算不用把脈，就算準這位瘦子L，一定也是肝經超殺女一枚，一天都當兩天用，早上四點起床做早餐，晚上十二點忙完部落格文章才肯睡。當太太一百分、當媳婦一百分、當媽媽一百分、事業更是一百分加一百分。她自嘲說她最大的優點就是好勝，最大的缺點當然也是好勝，逼死自己不償命。頭痛已是家常便飯，肩頸痠痛更是已經成為生活中的一部分，輕微貧血，肝指數升高，都不能打擊她那一身的精力。

絕不服輸的人生，是肝經超殺女的寫照。不會做菜就算了，但若要做菜就一定要做到最好；不運動不打緊，一旦開始運動，就一定要練成人人稱羨的好身材才行。有這種太太、媽媽、員工，其實很幸福。但這位太太／媽媽的肝，可就慘了。

肝經安靜性沉默，放鬆睡眠才是愛

除了減輕身體的壓力和過勞，肝最需要的就是放鬆和睡眠！不同於其他臟腑，肝很安靜，不太抱怨，所以本來就很操勞的肝，我們不要再刻意鍛鍊了。反之，肝最喜歡休息、休息、休息（很重要所以講三次）！凌晨一到三點的丑時，是肝經當令的時辰，讓它安安靜靜地、好好地攤在那裡，就是幫了它大忙！前面不是說了嗎，「人臥則血歸於肝」，「肝藏血，血舍魂」，肝血有充足的庫存，身體就會好好的，妳就會有強大的意志力和專注力。反之長期不寐，或該睡覺的時候不睡，會導致肝臟功能不調，肝血不足就容易神魂顛倒、魂魄不集中。然後肝臟功能紊亂又會加重不寐，就會進入肝氣虛又肝陰虛的惡性循環。肝功能不好的人常常有睡眠障礙，就是這個道理。

鬱卒、生悶氣的情緒，進一步造成身體脅肋不舒服，也是一種惡性循環。肝不舒暢時，情緒容易起伏波動大，但超殺女又因為愛面子，而傾向於壓抑情緒冷處理，然後這個不好的情緒鐵定又進入了肝經潛伏著，來來去去把肝臟當成了死胡同。

肝同學看起來兇猛，什麼猛暴性肝炎啊，脂肪肝的，聽起來很恐怖，其實肝同學嘴硬心軟，情感豐富，有著武裝戒備的外在，卻又有小白兔柔軟的內在。就像那些看起來超酷的超殺女，在酷酷的外表下，都有顆柔軟的心。想跟超殺女當好朋友，醫女在此悄悄地傳授一個小招：超殺女不能餓肚子，吃飽了心情最愉快。你可以不理會她的拗脾氣，想辦法轉移注意力逗她笑，前一秒怒氣沖沖的她，下一秒卻笑得比誰都大聲。

》》》 肝經瑜伽 《《《

女子主肝主血，每一個女生都需要好好的養肝養血。尤其自覺肝氣比較弱的同學，建議早起做肝經瑜伽；肝氣鬱悶的超殺女，可以睡前做肝經瑜伽，讓妳的肝放鬆，進而得到更完整的睡眠休養。

以下兩式肝經瑜伽，都可以讓肝伸手伸腳，完整疏通後就能讓肝呼一口氣，然後大展鴻圖。

花開荼蘼

一、側躺嬰兒姿，手腳捲起讓身體變成一球。

二、慢慢地將手腳開始向外伸展。

三、手腳完全打開後，進而將身體也向後展開到最大，直到身體自然轉移重
　　心躺平。左側做完，右側亦然。這個動作走整條肝經，睡前做幾次，可
　　以自然入睡，非常舒服。

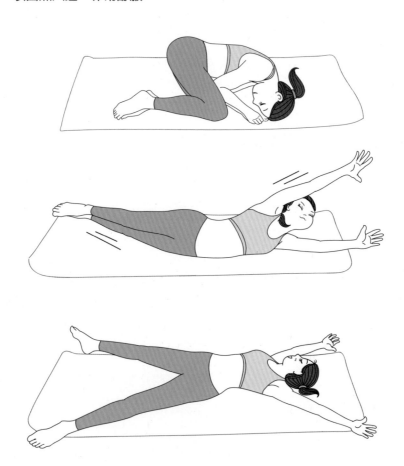

小草搖曳

一、正坐或盤腿，雙手交叉抱胸，手指可觸及左右脅肋，尤其是乳房下肋骨處的期門穴和側腰上的京門穴。

二、用上半身順時鐘畫圈，手指觸碰的肋骨旋轉尤其明顯。早上做小草搖曳可以醒肝，喚活身體，晚上做可以放鬆，幫助趕走疲倦。

➤➤ 肝經穴位按摩 ➤➤

順氣必用 —— 太衝穴與腳背

太衝穴是中醫師的最愛！也是人體氣機不順時，必用的開氣穴！**太衝穴在大二腳趾骨交接點，接近足縫的骨頭凹陷處**，有事沒事可以用手指按揉太衝穴，再從胸中吐出一口悶氣，保證就舒爽了。

另外腳背也有多個穴位，建議同時梳理，容易胸悶不順的人要常做。可以將手輕輕地握拳，用四個指節輕刮腳背，從足趾縫向心臟方向梳理，刮到腳背與小腿交接處即可，這樣一次就可以顧到好多經絡的穴位，何樂而不為？可再用一點按摩油或身體乳，感覺更順暢！

疏通解瘀 —— 蠡溝穴與小腿

蠡溝穴位於小腿脛骨內側，足內踝尖上七指寬，在骨肉之間縫隙處。蠡溝穴對於女生很好用，肝氣瘀滯的月經問題、帶下、小便不順，都有調理的作用。常常預防性的按揉，也可以疏通解瘀。

小腿脛骨內側也有好幾條經絡的多個穴位，用拳頭的四個指節從足內踝梳理到脛骨上緣，至膝蓋下方為止，也有很好的效果，可以一起保養，讓腳上的三條經絡也可以解脫，對於婦科病或經痛的女生是很好的保健。

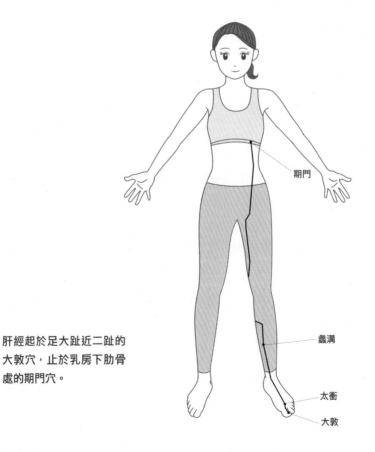

肝經起於足大趾近二趾的
大敦穴，止於乳房下肋骨
處的期門穴。

肝經茶飲

消悶解煩養生茶

白芍九克（柔肝）、赤芍六克（清肝）、丹參六克（化瘀）、生地六克（清熱）。以上四味藥同煮成茶一千西西，可添加些許紅棗、枸杞子，讓茶飲香甜順口。白天使用，不僅消除鬱悶的情緒，最重要的是還可以美容，消除肝斑、色斑、改善膚色不均的困擾噢！

放鬆安眠花草茶

薄荷二克（疏肝理氣）、薰衣草二克（鎮定舒緩）、洋甘菊二克（放鬆安眠）。可選乾淨的有機花草，裝在茶袋裡，熱水沖泡即可。建議睡前兩小時使用三百五十西西，即可幫助肝同學好好地放鬆睡一覺。

鎮靜理氣香氛包（外用）

藿香十克、荊芥穗十克、紫蘇葉十克包在棉袋裡，緊張或鬱悶時深呼吸其香氛，提醒自己不要煩，不要ㄍㄧㄥ，有著鎮靜理氣的作用。

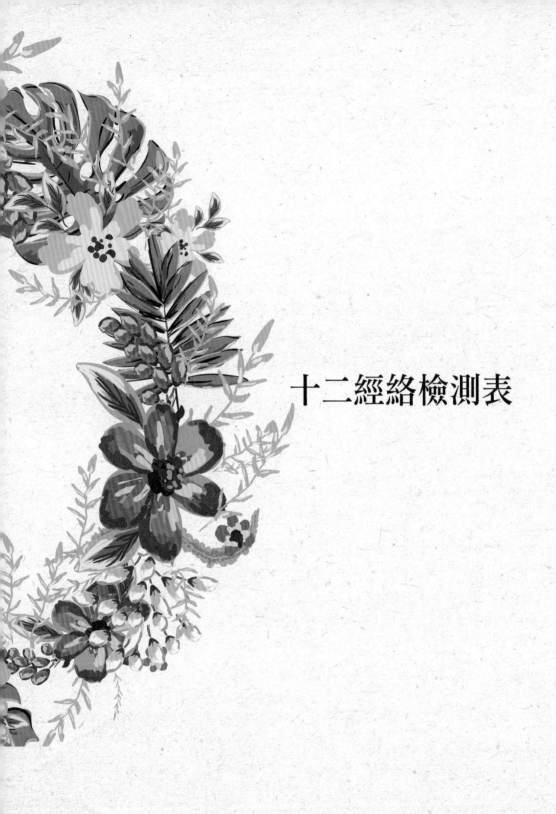

十二經絡檢測表

終於看完《全時美人》了，是不是某些篇章偷笑、狂笑，甚至點頭如搗蒜呢？現代女人真的很辛苦哪，家庭、事業、生活、夢想，全部都要照顧好，難怪情緒總是高高低低，身體毛病不斷。

妳是否夜不成眠，早餐吃不下、中午心頭亂、傍晚超無力、夜晚心慌慌，到了該睡覺的時候，又難以入睡？亂糟糟的狀態，說病不是，說好也算不上。雖然想好好調理經絡，卻忍不住在心裡吶喊：「到底要從哪一條先下手啊！」

別急，別慌，醫女明白你的苦，特別為妳整理了一份〈十二經絡檢測表〉，透過問答、勾選的方式，找出妳必須優先調埋的經絡。人本來就有某些天生的弱項，透過後天的加強，可以改善體質。至於後天造成的失調，更要早早注意，才不會積累成疾。

若妳在檢測的每個題目中，勾選超過六個以上的「同意」，就要注意該條經絡可能阻塞不通了喔！趕快翻翻《全時美人》，一起做瑜伽、穴位按摩和服用養生茶，才能疏通經絡、順暢情緒！

肺經

[　　]　1. 最近不是很愛說話

[　　]　2. 連看個社會新聞都能哭出來

[　　]　3. 買個東西二選一都會猶豫不決

[　　]　4. 講話虛虛的沒力氣

[　　]　5. 老是覺得連呼吸都很累

[　　]　6. 責任心強，感覺肩膀很沉重

[　　]　7. 很多事情都覺得沒希望，覺得悲傷

[　　]　8. 家裡的事都是我在做，好不公平

[　　]　9. 想到未來就覺得很灰暗

[　　]　10. 善悲欲哭的我就是一個愁眉苦臉

[　　]　11. 皮膚非常乾燥粗糙

[　　]　12. 頭髮容易分岔

這一頁，你中了幾個呢？＿＿＿＿＿

請看本書第 26~37 頁，趕快一一拔除，還給肺經一個希望！

大腸經

[ ]　　1. 很容易腸鳴脹氣

[ ]　　2. 常常一下便秘一下腹瀉

[ ]　　3. 很潔癖，很怕身體會碰到髒東西

[ ]　　4. 老是覺得上大號上得沒有很乾淨

[ ]　　5. 最近臉書貼文都很傷春悲秋

[ ]　　6. 洗菜都要洗很多次、很乾淨才罷休

[ ]　　7. 朋友形容我好多愁善感

[ ]　　8. 肩胛一直很不舒服，卻找不到痛點

[ ]　　9. 生活緊湊壓力大，長了好多痘痘

[ ]　　10. 手臂老是有痠痛感

這一頁，你中了幾個呢？＿＿＿＿＿

請看本書第 **38~49** 頁，趕快一一拔除，還給大腸經一個清爽！

胃經

[   ]   1. 生活不能只有小確幸，要未雨綢繆，多做多贏

[   ]   2. 刷牙時牙齦常常出血

[   ]   3. 老是覺得時間不夠用

[   ]   4. 口氣很大甚至會有口臭

[   ]   5. 每天都要忙忙忙忙到一個滿

[   ]   6. 肚子餓時容易鬧胃痛

[   ]   7. 吃太飽容易頭痛

[   ]   8. 睡覺時會胃酸逆流，喉嚨癢癢酷酷嗽

[   ]   9. 臉色黃黃的，感覺都不太白皙

[   ]   10. 自己像頭牛非常勞碌命

[   ]   11. 臉上的 T 字部位易出油面部毛孔大

這一頁，你中了幾個呢？＿＿＿＿＿

請看本書第 **50~61** 頁，趕快一一拔除，還給胃經一個輕鬆！

脾經

[　　] 　1. 個性比較優柔寡斷

[　　] 　2. 身上常有莫明的瘀青

[　　] 　3. 常會不自覺的碎碎念

[　　] 　4. 心腸很軟，常常不自覺就先出手幫人了

[　　] 　5. 身體的肉都鬆鬆的

[　　] 　6. 常常要嘆一口氣後才舒服

[　　] 　7. 月經不太順，經血量都很少

[　　] 　8. 晚上夢多，但都很瑣碎沒劇情

[　　] 　9. 大家都叫我老好人

[　　] 　10. 月經前都會水腫

[　　] 　11. 下眼袋很大，臉皮鬆鬆垮垮的

[　　] 　12. 食慾不佳或吃一點點就覺得飽了

這一頁，你中了幾個呢？＿＿＿＿＿＿

請看本書第 **62~73** 頁，趕快一一拔除，還給脾經一個自在！

心經

[　　]　　1. 天天都覺得口乾舌燥

[　　]　　2. 常常莫明其妙的心悸

[　　]　　3. 容易頭暈或頭發脹

[　　]　　4. 覺得別人都聽不懂我在說什麼

[　　]　　5. 講話講一講老是一把無名火

[　　]　　6. 晚上容易夢見激動罵人

[　　]　　7. 一心急就會語無倫次

[　　]　　8. 胸口老是感覺在燃燒不舒服

[　　]　　9. 看別人做錯事心情不是很美麗

[　　]　　10. 眼睛常常會爆血管發紅

[　　]　　11. 容易口舌生瘡嘴巴破皮

這一頁，你中了幾個呢？＿＿＿＿＿＿

請看本書第 **74~85** 頁，趕快一一拔除，替心經找出路啊！

小腸經

[　] 　1. 三餐不定時

[　] 　2. 反差大的人生

[　] 　3. 人生可以非常忙，或非常非常之慵懶

[　] 　4. 可以吃泡麵吃一整個星期沒問題

[　] 　5. 一急就想拉肚子

[　] 　6. 舌苔很厚，而且是黃色的

[　] 　7. 不喜歡社交生活

[　] 　8. 小便會熱熱的或有點渾濁

[　] 　9. 嘴巴裡會黏黏的或舌頭紅腫

[　] 　10. 不喜歡在打扮上花時間

這一頁，你中了幾個呢？＿＿＿＿＿＿

請看本書第 **86~97** 頁，趕快一一拔除，幫小腸經找到人生的力量啊！

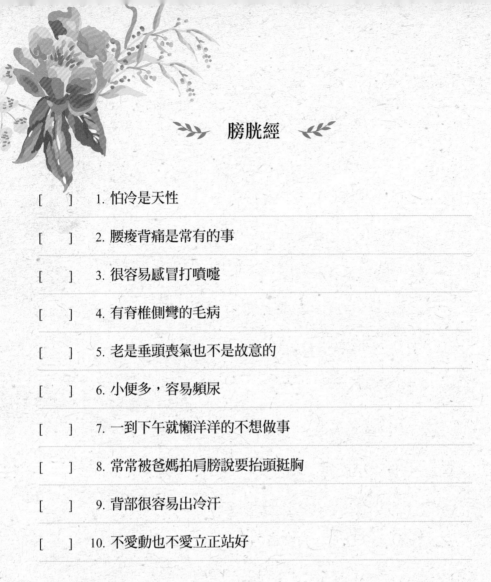

膀胱經

[   ]   1. 怕冷是天性

[   ]   2. 腰痠背痛是常有的事

[   ]   3. 很容易感冒打噴嚏

[   ]   4. 有脊椎側彎的毛病

[   ]   5. 老是垂頭喪氣也不是故意的

[   ]   6. 小便多，容易頻尿

[   ]   7. 一到下午就懶洋洋的不想做事

[   ]   8. 常常被爸媽拍肩膀說要抬頭挺胸

[   ]   9. 背部很容易出冷汗

[   ]   10. 不愛動也不愛立正站好

這一頁，你中了幾個呢？＿＿＿＿＿

請看本書第 **98~109** 頁，趕快一一拔除，趕快幫膀胱經找到自信啊！

腎經

[   ]   1. 半夜都要起來尿尿兩次以上

[   ]   2. 睡不好，常夢到掉落懸崖或從高樓跌下

[   ]   3. 常常覺得膝腿發軟

[   ]   4. 月經一直延遲超過四十天以上

[   ]   5. 最近早上起來穿鞋子都覺得腳腫穿不進去

[   ]   6. 除了累還是累

[   ]   7. 黑眼圈超級嚴重

[   ]   8. 下午五六點感覺最沒電

[   ]   9. 牙齒很不好

[   ]   10. 喝一點水就要一直尿尿跑廁所

[   ]   11. 月經來時常常晚上會盜虛汗

[   ]   12. 總是耳背聽不見或長期耳鳴

這一頁，你中了幾個呢？＿＿＿＿＿＿

請看本書第 **110~121** 頁，趕快一一拔除，真的要幫腎經找到原力啊！

心包經

[   ]   1. 明明都睡了但是很淺眠知道一切動靜

[   ]   2. 最近記憶力不佳

[   ]   3. 老是看起來臉色蒼白，嘴唇無血色

[   ]   4. 有人抱怨跟我打招呼我都常常視而不見

[   ]   5. 老是覺得思維有些亂，想不清楚

[   ]   6. 很不喜歡晚上總覺得很淒涼

[   ]   7. 常常想起以前的一切覺得很唏噓

[   ]   8. 失戀了或家人不在身邊好寂寞

[   ]   9. 睡覺時會覺得胸口發涼

[   ]   10. 朋友形容我看起來有點心不在焉精神恍惚

這一頁，你中了幾個呢？_____

請看本書第 **122~133** 頁，趕快一一拔除，來為心包經製造幸福感啊！

三焦經

[   ]   1. 老是覺得身體不調,上熱下冷或下熱上冷

[   ]   2. 我對於頭痛牙痛神經痛身經百戰

[   ]   3. 常常很自嗨

[   ]   4. 可以感覺到身體裡的神經在放電刺刺的

[   ]   5. 月經很混亂算不準日期

[   ]   6. 手指手臂會僵硬或疼痛

[   ]   7. 經前症候群非常明顯,連自己都覺得誇張

[   ]   8. 性冷感或是性障礙

[   ]   9. 皮膚會覺得焦熱發紅

[   ]   10. 常常愛笑愛哭朋友罵我發神經

這一頁,你中了幾個呢?_____

請看本書第**134~149**頁,趕快一一拔除,不要讓三焦經變成一神經病啊!

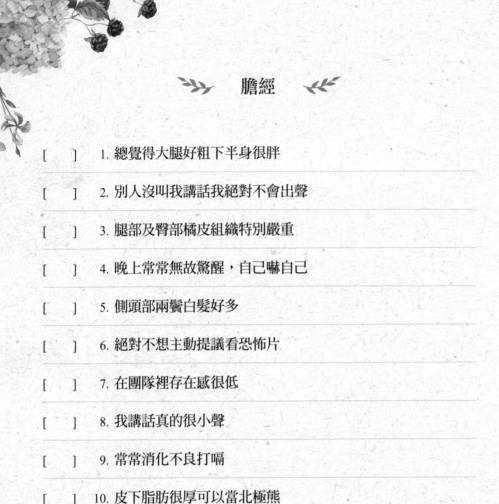

膽經

[   ] 　1. 總覺得大腿好粗下半身很胖

[   ] 　2. 別人沒叫我講話我絕對不會出聲

[   ] 　3. 腿部及臀部橘皮組織特別嚴重

[   ] 　4. 晚上常常無故驚醒，自己嚇自己

[   ] 　5. 側頭部兩鬢白髮好多

[   ] 　6. 絕對不想主動提議看恐怖片

[   ] 　7. 在團隊裡存在感很低

[   ] 　8. 我講話真的很小聲

[   ] 　9. 常常消化不良打嗝

[   ] 　10. 皮下脂肪很厚可以當北極熊

這一頁，你中了幾個呢？＿＿＿＿＿＿

請看本書第 **150~161** 頁，趕快一一拔除，不要讓膽經變成一小孬孬啊！

➤➤ 肝經 ◀◀

[   ]   1. 一個人當三個人用

[   ]   2. 節奏很快別人常抱怨跟不上

[   ]   3. 眼睛或視力不太好

[   ]   4. 有點輕微的強迫症，什麼事都要做到最好

[   ]   5. 很會做那種很緊張，趕不上火車的惡夢

[   ]   6. 常常會忙到一個極點，下班才忽然沒電

[   ]   7. 原則性很強不太有彈性

[   ]   8. 臉上長了很多肝斑曬斑或色斑

[   ]   9. 身體筋骨很硬彈性差

[   ]   10. 情緒有點不穩定但過得很快

[   ]   11. 腦子非常好但也有點多疑

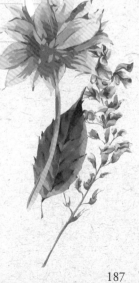

這一頁，你中了幾個呢？＿＿＿＿＿＿

請看本書第 **162~173** 頁，趕快一一拔除，才好讓肝經樂逍遙啊！

全時美人小曆

經絡	宜	忌	養	補	動
03-05 時／肺經 **大器女**	對自己好	悲傷 愛哭	新鮮氧氣	蓮子百合飲 曇花茶	千手千眼瑜伽 穴位按摩： 雲門穴／魚際穴／太淵穴／ 列缺穴／
05-07 時／大腸經 **潔癖女**	簡化想法	挑惕 龜毛	晨起即排便 腸胃環保	溫蜂蜜檸檬水	便祕的大腸今瑜伽 五十肩的大腸今瑜伽 穴位按摩： 曲池穴／合谷穴／肩髃穴
07-09 時／胃經 **苦情女**	放慢腳步 減壓生活	皺眉頭 苦瓜臉	胃氣／消化之氣 好好吃早餐	暖胃解壓茶	駱駝式瑜伽 穴位按摩： 梁丘穴／足三里穴／ 頭維穴／內庭穴／巨髎 地倉穴／頰車穴
09-11 時／脾經 **暖心女**	說不的勇氣 硬起來	憂愁 嘮叨 想太多	滋脾顧脾氣 多食根莖類	滋脾氣甜湯	脾經放大操 穴位按摩： 大包穴／三陰交穴
11-13 時／心經 **火焰女**	不要火大會 內傷	過喜 傻笑 渙散	滋陰降火	決明子石斛茶	臥佛式瑜伽 拈花微笑瑜伽 穴位按摩： 極泉穴／少衝穴／十宣穴
13-15 時／小腸經 **魚干女**	平衡的生活 節奏	垃圾食物 菸酒	準時吃三餐	下午茶快意飲	迎風展翅瑜伽 穴位按摩： 秉風穴／養老穴／ 肩井穴（膽經）／ 巨骨穴（大腸經）

經絡	宜	忌	養	補	動
15-17 時／膀胱經 **乖乖女**	強大氣場	駝背 躺著看書 憋尿	陽氣 自信	春夏昇陽普耳茶 秋冬昇陽紅茶 四季昇陽薑茶	拍打膀胱經 扭轉三角式瑜伽 穴位按摩： 委中穴／睛明穴
17-19 時／腎經 **恍神女**	傍晚宜休養 生息 勿過勞	恐慌 驚嚇	加強腎氣 補充腦力	健腦不健忘花草茶 頭好壯壯小點心	頭好壯壯操 穴位按摩： 湧泉穴／俞府穴／百會穴 （督脈）／風府穴（督脈）
19-21 時／心包經 **文青女**	釋放寂寞負 面情緒	搞孤僻 看虐心戲	喜悅心情 走向人群	舒氣花草茶	心花朵朵開瑜伽 雪地天使飛高高瑜伽 穴位按摩： 天池穴／勞宮穴
21-23 時／三焦經 **傲嬌女**	放鬆身心勿 激動	吃生冷 鑽牛角尖	平衡的情緒	萬福金安荷小姐 （孕婦不能）	美少女戰士瑜伽 美人魚姿瑜伽 穴位按摩： 外關穴／翳風穴
23-01 時／膽經 **B 咖女**	早點睡覺	暴飲暴食 看輕自己	信心，勇氣 底氣	大膽瘦身茶 大膽香氛外用	敲打膽經 勇士姿一、二瑜伽 穴位按摩： 率谷穴／風池穴／京門穴／ 環跳穴
01-03 時／肝經 **超殺女**	深沈睡眠 釋放尖銳之 氣	亂生氣 窮緊張 焦慮	養血 氣血流動順暢	消悶解煩養生茶 放鬆安眠花草茶 鎮靜理氣香氛包	花開茶蘼瑜伽 小草搖曳瑜伽 穴位按摩： 蠡溝穴／太衝穴

十二經絡穴道表

每一條經絡行經的穴道數量不一，
本書內文所提的僅是部份穴道，
詳細的穴道請參考〈十二經絡穴道表〉。

手太陰肺經

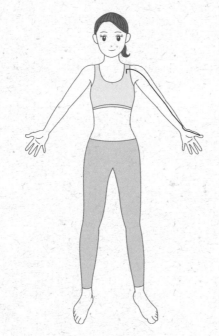

- 中府
- 雲門
- 天府
- 俠白
- 尺澤
- 孔最
- 列缺
- 經渠
- 太淵
- 魚際
- 少商

手陽明大腸經

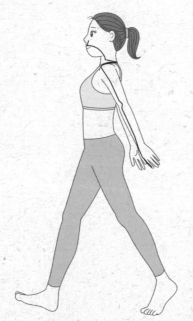

- 商陽
- 二間
- 三間
- 合谷
- 陽溪
- 偏歷
- 溫溜
- 下廉
- 上廉
- 手三里
- 曲池
- 肘髎

- 手五里
- 臂臑
- 肩髃
- 巨骨
- 天鼎
- 扶突
- 口禾髎
- 迎香

足陽明胃經

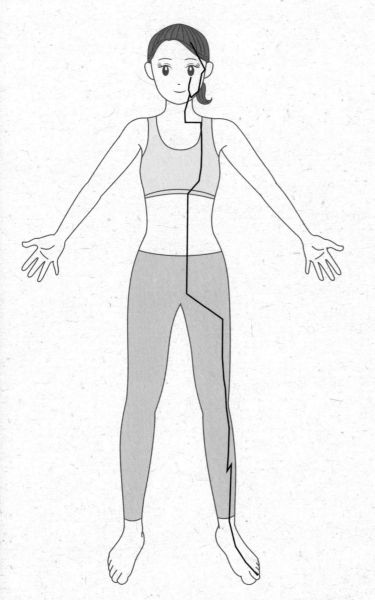

- 承泣
- 四白
- 巨髎
- 地倉
- 大迎
- 頰車
- 下關
- 頭維
- 人迎
- 水突
- 氣舍
- 缺盆
- 氣戶
- 庫房
- 屋翳
- 膺窗
- 乳中
- 乳根
- 不容
- 承滿
- 梁門
- 關門
- 太乙
- 滑肉門
- 天樞

- 外陵
- 大巨
- 水道
- 歸來
- 氣沖
- 髀關
- 伏兔
- 陰市
- 梁丘
- 犢鼻
- 足三里
- 上巨虛
- 條口
- 下巨虛
- 豐隆
- 解溪
- 沖陽
- 陷谷
- 內庭
- 厲兌

足太陰脾經

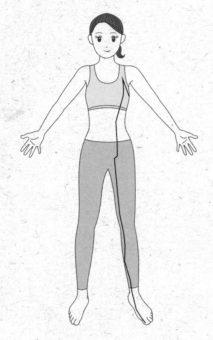

- 隱白
- 大都
- 太白
- 公孫
- 商丘
- 三陰交
- 漏谷
- 地機
- 陰陵泉
- 血海
- 箕門
- 沖門

- 府舍
- 腹結
- 大橫
- 腹哀
- 食竇
- 天溪
- 胸鄉
- 周榮
- 大包

手少陰心經

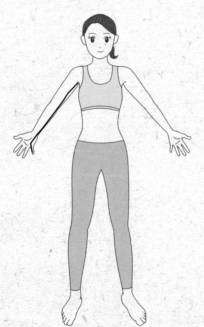

- 極泉
- 青靈
- 少海
- 靈道
- 通里
- 陰郄
- 神門
- 少府
- 少沖

手太陽小腸經

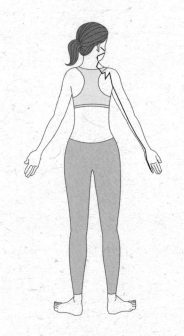

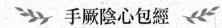

- 少澤
- 前谷
- 後溪
- 腕骨
- 陽谷
- 養老
- 支正
- 小海
- 肩貞
- 臑俞
- 天宗
- 秉風
- 曲垣
- 肩外俞
- 肩中俞
- 天窗
- 天容
- 顴髎
- 聽宮

手厥陰心包經

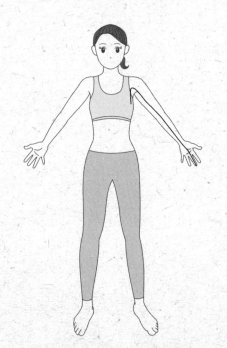

- 天池
- 天泉
- 曲澤
- 郄門
- 間使
- 內關
- 大陵
- 勞宮
- 中沖

足少陽膽經

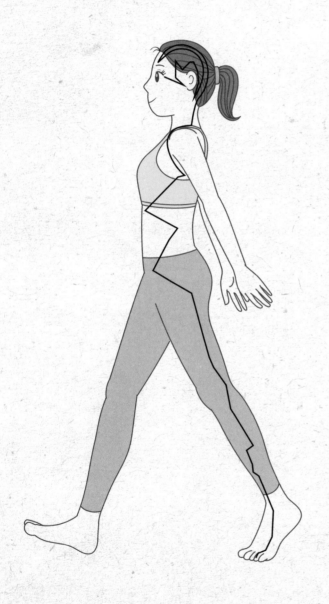

- 瞳子髎
- 聽會
- 上關
- 頷厭
- 懸顱
- 懸厘
- 曲鬢
- 率谷
- 天沖
- 浮白
- 頭竅陰
- 完骨
- 本神
- 陽白
- 頭臨泣
- 目窗
- 正營
- 承靈
- 腦空
- 風池
- 肩井
- 淵腋
- 輒筋
- 日月
- 京門
- 帶脈
- 五樞
- 維道
- 居髎
- 環跳
- 風市
- 中瀆
- 膝陽關
- 陽陵泉
- 陽交
- 外丘
- 光明
- 陽輔
- 懸鐘
- 丘墟
- 足臨泣
- 地五會
- 俠溪
- 足竅陰

手少陽三焦經

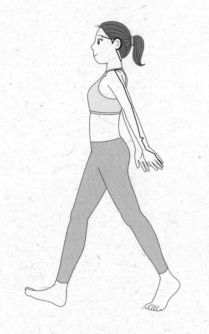

· 關沖　　· 臑會
· 液門　　· 肩髎
· 中渚　　· 天髎
· 陽池　　· 天牖
· 外關　　· 翳風
· 支溝　　· 瘈脈
· 會宗　　· 顱息
· 三陽絡　· 角孫
· 四瀆　　· 耳門
· 天井　　· 耳和髎
· 清冷淵　· 絲竹空
· 消濼

足厥陰肝經

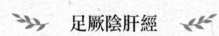

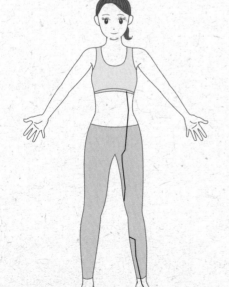

· 大敦　　· 章門
· 行間　　· 期門
· 太沖
· 中封
· 蠡溝
· 中都
· 膝關
· 曲泉
· 陰包
· 足五里
· 陰廉
· 急脈

足太陽膀胱經

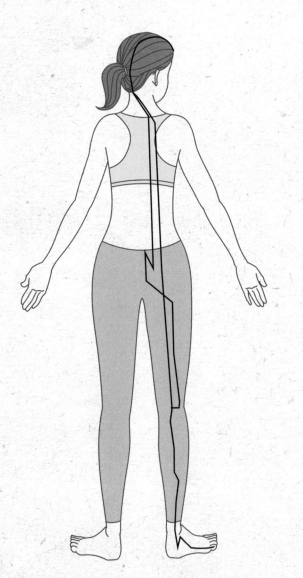

- 睛明
- 攢竹
- 眉沖
- 曲差
- 五處
- 承光
- 通天
- 絡卻
- 玉枕
- 天柱
- 大杼
- 風門
- 肺俞
- 厥陰俞
- 心俞
- 督俞
- 膈俞
- 肝俞
- 膽俞
- 脾俞
- 胃俞
- 三焦俞
- 腎俞
- 氣海俞
- 大腸俞

- 關元俞
- 小腸俞
- 膀胱俞
- 中膂俞
- 白環俞
- 上髎
- 次髎
- 中髎
- 下髎
- 會陽
- 承扶
- 殷門
- 浮郄
- 委陽
- 委中
- 附分
- 魄戶
- 膏肓
- 神堂
- 譩譆
- 膈關
- 魂門
- 陽綱
- 意舍
- 胃倉

- 肓門
- 志室
- 胞肓
- 秩邊
- 合陽
- 承筋
- 承山
- 飛揚
- 跗陽
- 崑崙
- 仆參
- 申脈
- 金門
- 京骨
- 束骨
- 足通骨
- 至陰

足少陰腎經

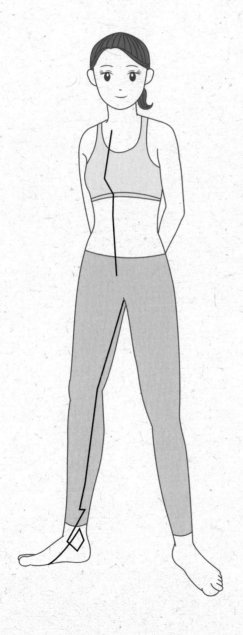

· 湧泉
· 然谷
· 太溪
· 大鐘
· 水泉
· 照海
· 復溜
· 交信
· 築賓
· 陰谷
· 橫骨
· 大赫
· 氣穴
· 四滿
· 中注
· 肓俞
· 商曲
· 石關
· 陰都
· 腹通谷
· 幽門
· 步廊
· 神封
· 靈墟
· 神藏

· 彧中
· 俞府

全時美人──12經絡舒活養生帖

作者	杜丞蕓

總編輯	瞿欣怡
責任編輯	王祿容
美術設計	Javick工作室
插畫	阿邦

社長	郭重興
發行人兼 出版總監	曾大福

出版者	小貓流文化
發行	遠足文化事業有限公司
地址	231新北市新店區民權路 108-4號 8樓
電話	02-22181417
傳真	02-22188057
客服專線	0800-221-029
郵政劃撥	帳號：19504465　戶名：遠足文化事業有限公司

印製	通南彩色印刷有限公司
法律顧問	華洋法律事務所／蘇文生律師

共和國網站	www.bookrep.com.tw
小貓流網站	www.meoway.com.tw

I S B N	978-986-93336-7-2
定　價	420元
初　版	2018／02／05
二　刷	2018／02／26

國家圖書館出版品預行編目 (CIP)資料

全時美人：12經絡舒活養生帖 / 杜丞蕓作 . -- 初版 . -- 新北
市 : 小貓流文化出版 : 遠足文化發行 , 2018.02
　面；　公分

ISBN 978-986-93336-7-2(平裝)
1.按摩 2.經絡 3.美容

　　　　　　　413.92　　　　107001193

小貓流

十二經絡養生食療圖

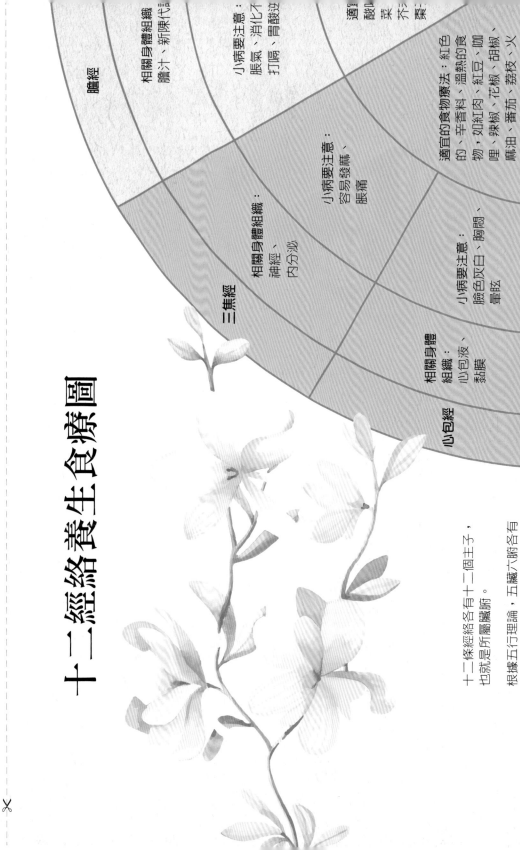

膽經

相關身體組織：
膽汁、新陳代謝

小病要注意：
脹氣、消化不
打嗝、胃酸逆

三焦經

相關身體組織：
神經、
內分泌

小病要注意：
容易發麻、
脹痛

適宜的食物療法：紅色
的、平香料、溫熱的食
物，如紅肉、紅豆、咖
哩、辣椒、花椒、胡椒、
麻油、番茄、荔枝、火
龍果、龍眼等

心包經

相關身體
組織：
心包液、
黏膜

小病要注意：
臉色灰白、胸悶、
暈眩

十二條經絡各有十二個主子，
也就是所屬臟腑。

根據五行理論，五臟六腑各有
所屬，可以分成「木火土金
水」五種屬性，也可以歸類為

適宜的食物療法：黑色的、水的食物，如黑豆、黑芝麻、香菇、海帶、海參、豬腰、冬瓜、椰子、黑木耳、葡萄、藍莓、黑莓、桑椹等

小病要注意：
小便燥熱或尿混、大便稀爛

相關身體組織：
津液

小腸經

小病要注意：
頻尿、怕冷、腰痠背痛

相關身體組織：泌尿器官

膀胱經

小病要注意：
腰膝痠軟、水腫、更年期提早

相關身體組織：骨骼、脊髓、腦、耳朵、牙齒、生殖器官

腎經

如肺經和大腸經屬金、屬白；胃經和脾經屬土、屬黃；心經和小腸經屬火、屬赤；膀胱經和腎經屬水、屬黑；膽經和肝經屬木、屬青。至於心包經和三焦經呢？由於他倆是看不見的臟腑，比較是奇經相近似，依據其屬性接近心經和小腸經，所以也屬火、屬赤。

為了幫助讀者做一區隔，我們把心包經和三焦經以橘色表現，這樣可以更加明白十二經絡的特色。